ECN

Collection dirigée par L. LE

ECN TABLEAUX

ENDOCRINOLOGIE DIABETOLOGIE NUTRITION

DERMATOLOGIE VENEROLOGIE

Elsa HAÏNE
28e à l'ECN

Editions VERNAZOBRES-GREGO

99 bd de l'Hôpital
75013 Paris
Tél. : 01 44 24 13 61
www.vg-editions.com

Novembre 2012 - ISBN : 978-2-8183-0776-2

Sommaire général

28	I	8	114	Eczéma de contact	• Diagnostiquer une allergie cutanéomuqueuse aiguë et/ou chronique chez l'enfant et chez l'adulte • Argumenter l'attitude thérapeutique et planifier le suivi du patient	111
29	I	8	114	Dermatite atopique = eczéma atopique = eczéma constitutionnel	• Diagnostiquer une allergie cutanéomuqueuse aiguë et/ou chronique chez l'enfant et chez l'adulte • Argumenter l'attitude thérapeutique et planifier le suivi du patient	113
30	I	8	123	Psoriasis	• Diagnostiquer un psoriasis • Argumenter l'attitude thérapeutique et planifier le suivi du patient	117
31	I	11	174	Dermocorticoïdes	• Prescrire et surveiller un traitement par anti-inflammatoires stéroïdiens par voie locale	121
32	I	11	181	Toxidermies	• Identifier le caractère iatrogène de manifestations pathologiques	123
33				Dermatoses bulleuses		127
34	III		314	Exanthèmes	• Devant un exanthème ou une érythrodermie, argumenter les principales hypothèses diagnostiques et justifier les examens complémentaires pertinents	129
35	II		232	Dermatoses faciales – acné	• Diagnostiquer l'acné • Argumenter l'attitude thérapeutique et planifier le suivi du patient	135
36	II		232	Dermatoses faciales – dermatite séborrhéique	• Diagnostiquer la dermatite séborrhéique • Argumenter l'attitude thérapeutique et planifier le suivi du patient	139
37	II		232	Dermatoses faciales – rosacée	• Diagnostiquer la rosacée • Argumenter l'attitude thérapeutique et planifier le suivi du patient	141
38	II		288	Troubles des phanères – Alopécie	• Diagnostiquer une alopécie	143
39	II		288	Troubles des phanères – Onychopathies	• Diagnostiquer un onyxis	147
40	III		329	Prurit	• Chez un sujet se plaignant d'un prurit, argumenter les principales hypothèses diagnostiques et justifier les examens complémentaires pertinents • Argumenter l'attitude thérapeutique et planifier le suivi du patient	149
41	III		327	Phénomène de Raynaud	• Devant un phénomène de Raynaud, argumenter les principales hypothèses diagnostiques et justifier les examens complémentaires pertinents	153

42	III		330	Purpuras	• Devant un purpura, argumenter les principales hypothèses diagnostiques et justifier les examens complémentaires pertinents	157
43	I	11	204	Grosse jambe rouge aiguë	• Diagnostiquer une grosse jambe rouge aiguë • Identifier les situations d'urgence et planifier leur prise en charge	161
44	I	4	50	Escarres	• Expliquer les principales complications de l'immobilité et du décubitus • Argumenter l'attitude thérapeutique et planifier le suivi du patient	163
45	I	9	137	Ulcères de jambe	• Diagnostiquer un ulcère de jambe • Argumenter l'attitude thérapeutique et planifier le suivi du patient	167
46	II		223	Angiomes cutanés	• Diagnostiquer les différents types d'angiomes cutanés	171
47	I	10	149	Carcinomes cutanés – carcinomes spinocellulaires et basocellulaires	• Diagnostiquer une tumeur cutanée, épithéliale • Argumenter l'attitude thérapeutique et planifier le suivi du patient	175
48	I	10	149	Mélanomes	• Diagnostiquer une tumeur mélanique • Argumenter l'attitude thérapeutique et planifier le suivi du patient	179
49	I	7	79	Ectoparasitoses cutanées – gale sarcoptique	• Diagnostiquer une gale • Argumenter l'attitude thérapeutique et le suivi du patient	183
50	I	7	79	Ectoparasitoses cutanées – pédiculoses humaines	• Diagnostiquer une pédiculose • Argumenter l'attitude thérapeutique et le suivi du patient	185
51	I	7	87	Infections cutanées bactériennes – impétigo	• Diagnostiquer et traiter un impétigo	187
52	I	7	87	Infections cutanées bactériennes – érysipèle	• Diagnostiquer et traiter un érysipèle	189
53	I	7	87	Infections cutanées bactériennes - furoncles	• Diagnostiquer et traiter un furoncle, une folliculite	193
54	I	7	87	Infections cutanéomuqueuses mycosiques à Candida albicans	• Diagnostiquer et traiter une infection cutanéomuqueuse à Candida albicans	195
55	I	7	87	Infections cutanéomuqueuses mycosiques – dermatophyties de la peau glabre, des plis et des phanères	• Diagnostiquer et traiter une dermatophyties de la peau glabre, des plis et des phanères	199
56	I	7	84	Infections à herpès virus de l'enfant et de l'adulte – herpès cutanéomuqueux	• Diagnostiquer et traiter une poussée d'herpès cutané et muqueux	203

57	I	7	84	Infections à herpès virus – varicelle	• Diagnostiquer et traiter une varicelle et en connaitre les complications	207
58	I	7	84	Infections à herpès virus – zona	• Diagnostiquer et traiter un zona dans ses différentes localisations	209
59	III		343	Ulcération ou érosion des muqueuses orales et génitales	• Devant une ulcération ou une érosion des muqueuses orales et génitales, argumenter les principales hypothèses diagnostiques et justifier les examens complémentaires pertinents	211
60	I	7	95	Infections sexuellement transmissibles – Règles générales	-	213
61	I	7	95	Infections sexuellement transmissibles – Syphilis	• Diagnostiquer une syphilis • Argumenter l'attitude thérapeutique et le suivi du patient	215
62	I	7	95	Infections sexuellement transmissibles - Infections urogénitales à gonocoque	• Diagnostiquer une gonococcie • Argumenter l'attitude thérapeutique et le suivi du patient	219
63	I	7	95	Infections sexuellement transmissibles - Infections urogénitales à Chlamydia	• Diagnostiquer une chlamydiose • Argumenter l'attitude thérapeutique et le suivi du patient	221

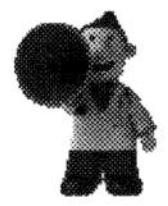

LES NEOPLASIES ENDOCRINIENNES MULTIPLES (NEM)

En+

- Affections héréditaires le plus souvent autosomiques dominantes à expression variable
- Caractère ectopique, multifocal et récidivant

NEM1 : mutation du gène de la ménine	NEM2a : mutation du proto-oncogène RET	NEM2b : mutation de RET différente de celle de la NEM2a
• Hyperparathyroïdie • Tumeur du pancréas endocrine (gastrinome, insulinome, VIPome, glucagonome) • Adénome hypophysaire (surtout lactotrope ou somatotrope)	• Phéochromocytome • Hyperparathyroïdie • Cancer médullaire de la thyroïde	• Phéochromocytome • Aspect marfanoïde avec névromes sous-muqueux • Cancer médullaire de la thyroïde

QUAND EFFECTUER UN DEPISTAGE DE NEM ?

- Systématique si :
  - Tumeur endocrine du pancréas
  - Cancer médullaire de la thyroïde
  - Phéochromocytome
- Seulement en cas d'antécédent familial ou d'une atteinte multifocale, ectopique ou récidivante si :
  - Adénome hypophysaire
  - Hyperparathyroïdie primitive

QUELS DOSAGES REALISER POUR LE DEPISTAGE DE NEM ?

- **NEM1 :**
  - Recherche de la mutation du gène de la ménine (**consentement**)
  - Calcémie-phosphorémie-PTH 1-84 (hyperparathyroïdie)
  - Gastrinémie, insulinémie, VIP, glucagon (tumeur pancréatique endocrine)
  - Bilan d'adénome hypophysaire
- **NEM2 :**
  - Recherche de la mutation du proto-oncogène RET (**consentement**)
  - Calcémie-phosphorémie-PTH 1-84 (hyperparathyroïdie)
  - Calcitonine de base (carcinome médullaire de la thyroïde)
  - Métanéphrines et normétanéphrines urinaires des 24h (phéochromocytome)

Cancer médullaire de la thyroïde | Phéochromocytome | Hyperparathyroïdie primitive

↓

Recherche de la mutation du proto-oncogène RET après consentement éclairé

↓

Recherche des 3 éléments de la NEM 2a :

- Antécédents familiaux (NEM, phéochromocytome, cancer médullaire de la thyroïde, hyperparathyroïdie)
- Triade clinique du phéochromocytome, métanéphrines, normétanéphrines urinaires des 24h
- Bilan phosphocalcique, PTH
- Calcitonine de base

↓

Enquête génétique familiale :

- Arbre généalogique à partir du cas
- Recherche de la mutation de RET
- Après consentement éclairé

SI LA MUTATION EST RETROUVEE, QUELLE EST LA CONDUITE A TENIR CHEZ LA FAMILLE ?

- Arbre généalogique à partir du cas index
- Recherche de la mutation avec **consentement**
- Chez les sujets porteurs de la mutation : bilan complet
- Chez les sujets non-atteints, on s'arrête là

LES MOTS-CLES DE GENETIQUE

- Examen ou test génétique avec CONSENTEMENT et INFORMATION du patient
- Dresser un ARBRE GENEALOGIQUE à partir du cas index
- Rechercher des APPARENTES selon le mode de TRANSMISSION (autosomique dominante, récessive, liée à l'X)
- ANNONCE du diagnostic
- INFORMER sur la maladie
- DEPISTER LES CONDUCTEURS/CONDUCTRICES s'il y a lieu
- Etablir le RISQUE DE RECIDIVE/RECURRENCE/TRANSMISSION s'il y a lieu
- Proposer un DIAGNOSTIC PRENATAL s'il y a lieu

HYPERCALCEMIE

319

- **Calcémie normale= 2.0-2.6 mmol/l**
- **Calcémie corrigée= calcémie mesurée+0.02 (40-albumine)**
- **Hypercalcémie aiguë = urgence diagnostique et thérapeutique**

PHYSIOPATHOLOGIE

- Sorties : urinaires et fécales/ Entrées : absorption digestive, ostéolyse, réabsorption tubulaire rénale
- PTH= hypercalcémiante, hyperphosphaturiante, hypophosphorémiante/ Vit D3= hypercalcémiante/ Calcitonine= hypocalcémiante

ETIOLOGIES

- Hyperparathyroïdie primitive
- Pathologies malignes :
  - Syndrome paranéoplasique=sécrétion inappropriée de PTHrp : Cancer du rein, Cancer bronchique non à petites cellules, Cancers ORL
  - Métastases ostéolytiques (SPPRT : Sein, Poumon, Prostate, Rein, Thyroïde)
  - Myélome, lymphomes (sécrétion inappropriée d'IL-6)
- Iatrogénie « moyen mnémotechnique= Halliday Casse Zidane » : Vitamine A, Lithium, Vitamine D, Calcium, Thiazidiques
- Autres étiologies, évoquées en 2ème intention : Sarcoïdose et autres granulomatoses, tuberculose, hyperthyroïdie, insuffisance surrénale, phéochromocytome, immobilisation prolongée, hypercalcémie hypercalciurique familiale bénigne.

SYNDROME D'HYPERCALCEMIE

- AEG
- Signes digestifs : nausées/vomissements, douleurs abdos diffuses, constipation
- Signes neuropsychiatriques : syndrome confusionnel, dépressif, délirant, céphalées, hypotonie, coma
- Signes cardiaques
  - ECG de l'hypercalcémie : moyen mnémotechnique « ta raquette plate perd son rythme »
  - Tachycardie sinusale
  - Raccourcissement du QT
  - Aplatissement de l'onde T
  - PR allongé (BAV de tout degré)
  - Trouble du rythme cardiaque

TRIADE DE LA MORT= HYPERCALCEMIE+ HYPOKALIEMIE+ DIGITALIQUES. En présence de l'un, toujours chercher les 2 autres

- Signes rénaux
  - Syndrome polyuropolydipsique
  - Déshydratation
  - Lithiase rénale + néphrocalcinose
  - Insuffisance rénale
    - Insuffisance rénale aiguë (IRA) par hypovolémie (vomissements, diurèse osmotique)
    - Insuffisance rénale chronique (IRC) par néphrose tubulo-interstitielle chronique= NTIC (néphrocalcinose, lithiase rénale)
    - Complications rénales propres à l'étiologie
- Calcifications ectopiques
  - Pancréatiques : pancréatites aiguës et chroniques
  - Digestives : lithiase biliaire
  - Chondrocalcinose articulaire
  - Rénales : néphrocalcinose d'où NTIC ; lithiase rénale calcique d'où coliques néphrétiques, pyélonéphrites chroniques et NTIC ; IRC

HYPERCALCEMIE AIGUË : CONDUITE A TENIR

- En général >3 mmol/L, symptomatique. **URGENCE DIAGNOSTIQUE ET THERAPEUTIQUE. MISE EN JEU DU PRONOSTIC VITAL ;**
- Evaluer le retentissement **sans attendre les résultats du bilan ;**
  - Examen clinique complet
  - Facteurs d'aggravation : digitaliques, hypokaliémie
  - Ionogramme, bilan rénal
  - **ECG**
- Mesures générales : scope, saturation en O2, VVP ou VVC, SNG en aspiration si vomissements, prise en charge des complications de décubitus.
- **ARRET DES FACTEURS AGGRAVANTS OU FAVORISANTS : stop digitaliques, médicaments hypercalcémiants, prise en charge d'une hypokaliémie**
- Réhydratation massive : NaCl 9% 6L/24h
- Traitement hypocalcémiant
  - Biphosphonates IV
  - Furosémide IV fortes doses pour diurèse forcée APRES CORRECTION DE LA DESHYDRATATION
  - Corticothérapie IV en l'absence d'infection sévère, avec supplémentation en K+. Indications= iatrogénie, myélome, granulomatoses
  - Epuration extra-rénale en urgence si hypercalcémie maligne (>3.75 mmol/L) ou échec des mesures précédentes ou IRA
- Surveillance
  - Clinique : TA, FC, poids, **DIURESE, ECG**
  - Paraclinique : calcémie, albuminémie, ionogramme, créatinine
- Enquête étiologique : pas en urgence

HYPERCALCEMIE CHRONIQUE : CONDUITE A TENIR

- Clinique : signes d'hyperparathyroïdie, cancer, PRISE MEDICAMENTEUSE
- Bilan phosphocalcique + albumine
- Dosage PTH 1-84
- Si négatif, ou contexte : recherche pathologie maligne
    - Dosage PTHrp
    - Poumon : radiographie de thorax, TDM thoracique +/- bronchoscopie
    - Rein : écho rénale +/- uroTDM
    - Sein : mammographie bilatérale +/- échographie +/- cytoponction
    - Thyroïde : échographie +/- cytoponction
    - Myélome : électrophorèse des protéines sériques et urinaires, immunofixation, myélogramme, radiographie squelette
- Si négatif : évoquer des causes + rares
- Recherche de complications
    - De l'hypercalcémie chronique: ECG, urée, créatinine, protéinurie/24h
    - De l'étiologie

HYPERPARATHYROÏDIE PRIMITIVE

- Terrain= femme >60 ans
- Etiologies= adénome parathyroïdien > hyperplasie parathyroïdienne diffuse> carcinome parathyroïdien
- **Peut s'intégrer dans une NEM 1 ou 2a**
- Diagnostic d'hypersécrétion :
    - Bilan phosphocalcique : hypercalcémie+hypophosphorémie/hypercalciurie+hyperphosphaturie
    - Syndrome d'hypersécrétion de PTH
        - Signes osseux : fractures/douleurs, déminéralisation, ostéite fibreuse, résorption sous périostée à la radiographie, ostéopénie/ostéoporose à l'ostéodensitométrie
        - Signes rénaux : colique néphrétique, lithiase, néphrocalcinose, NTIC, IRC
    - Diagnostic de certitude : dosage PTH 1-84=normal ou augmenté
- Repérage de la tumeur : échographie cervicale + scintigraphie au sesta-MIBI
- Bilan des complications :
    - Rénales : urée, créatinine, échographie
    - Osseuses : radiographie squelette, ostéodensitométrie
- NEM recherchée si âge <50 ans ou localisations multiples ou récidive. **TOUJOURS ELIMINER UN PHEOCHROMOCYTOME**

Cancer médullaire de la thyroïde → Phéochromocytome → Hyperparathyroïdie primitive

Recherche de la mutation du proto-oncogène RET après consentement éclairé

Recherche des 3 éléments de la NEM 2a :

- Antécédents familiaux (NEM, phéochromocytome, cancer médullaire de la thyroïde, hyperparathyroïdie)
- Triade clinique du phéochromocytome, métanéphrines, normétanéphrines urinaires des 24h
- Bilan phosphocalcique, PTH
- Calcitonine de base

Enquête génétique familiale :

- Arbre généalogique à partir du cas
- Recherche de la mutation de RET
- Après consentement éclairé

- Traitement :
  - Chirurgical en 1ère intention + surveillance PTH et bilan phosphocalcique 1*/an
  - Abstention possible si :
    - Hyperparathyroïdie asymptomatique +
    - Impossibilité ou refus de la chirurgie +
    - AUCUN critère NIH parmi : calcémie>0.25 mmol/L au dessus de la norme ; calciurie>400 mg/24h ; clairance à la créatinine <30% de la normale ; Tscore<-2.5 DS ; âge<50 ans ; suivi impossible.
  - Si abstention : hydratation, contre-indication des médicaments hypercalcémiants, éviter immobilisation prolongée, apports adéquats en calcium et vitamine D, surveillance calcémie 2*/an, créatinine+DMO 1*/an

INSUFFISANCE SURRENALE

255

- Surrénales : 3 hormones : glucocorticoïdes, minéralocorticoïdes, androgènes surrénaliens.
- **Attention, la lignée minéralocorticoïde est indemne dans l'insuffisance corticotrope.**

LE SYNDROME D'INSUFFISANCE SURRENALE

- Signes cliniques :
  - Hypotension artérielle
  - Asthénie à prédominance vespérale
  - Troubles digestifs : anorexie, nausées/vomissements, douleurs abdominales, diarrhée/constipation, pouvant signer une décompensation en insuffisance surrénale aiguë (ISA)
  - Mélanodermie (secondaire à l'hypersécrétion d'ACTH)
  - Amaigrissement
  - Aménorrhée
- Signes biologiques non spécifiques :
  - Anémie normochrome normocytaire arégénérative ; leuconeutropénie ; hyperéosinophilie
  - Augmentation modérée de la kaliémie et de la natriurèse ; +/- insuffisance rénale fonctionnelle et hémoconcentration ; hypoglycémie
  - **Tout trouble ionique chez un sujet atteint ou suspect d'insuffisance surrénale chronique (ISC) doit faire suspecter une ISA**
- Diagnostic de certitude (ne pas en attendre les résultats pour traiter)
  - Dosages statiques :
    - Cortisolémie à 8h : diminuée (pas d'intérêt de doser le cortisol libre urinaire)
    - ACTH : augmentée si ISC périphérique, diminuée si insuffisance corticotrope
    - Aldostéronémie : normale ou diminuée avec augmentation de l'activité rénine plasmatique
  - Test au SYNACTENE® ordinaire si doute : négatif

ETIOLOGIES

- Rétraction corticale auto-immune
  - Terrain : 3 femmes/1 homme, âge moyen, peut s'intégrer dans **un syndrome de Schmidt**= insuffisance surrénale + thyroïdite d'Hashimoto, ou plus généralement dans des polyendocrinopathies (type 2)
  - Clinique :
    - Pas de signe en faveur d'une tuberculose, antécédents d'endocrinopathies, argument de fréquence
    - Syndrome d'insuffisance surrénale. Rechercher des signes de décompensation
    - Signes en faveur d'une hypothyroïdie ou autre endocrinopathie auto-immune
  - Biologie : Signes d'insuffisance surrénale + anticorps anti-surrénales (anti 21-hydroxylase)
  - Scanner abdominal : rétraction bilatérale des surrénales

- Tuberculose bilatérale des surrénales
    - Rare en France. Dissémination hématogène. Parlante 10-15 ans après la phase de tuberculose maladie.
    - Clinique :
        - Aucun signe en faveur d'une origine auto-immune
        - Terrain : transplantés, immunodéprimés, diabétiques, antécédents de tuberculose.
        - Syndrome d'insuffisance surrénale. Rechercher des signes de décompensation
    - Biologie : signes d'insuffisance surrénale
    - Imagerie :
        - ASP, TDM surrénaliens : calcifications bilatérales des surrénales
        - Radiographie ou TDM thoracique : séquelles de tuberculose
        - **Bilan des autres localisations** : urines, yeux, os...
- Causes vasculaires :
    - Thrombose ou embolie des vaisseaux surrénaliens, hémorragie bilatérale des surrénales (syndrome de Waterhouse-Friedrichsen (lors d'un purpura fulminans), coagulopathies (CIVD, accidents aux anticoagulants), traumatisme, chirurgie).
- Iatrogénie : inhibition enzymatique dans le traitement par OP'DDD du syndrome de Cushing, radiothérapie, surrénalectomie bilatérale
- Infection par le VIH (4 mécanismes) :
    - Infections opportunistes : CMV, toxoplasmose, mycobactéries, cryptococcose, histoplasmose.
    - Pathologies malignes : lymphome, sarcome
    - Iatrogène : Rifampicine
    - Déficit corticotrope organique ou fonctionnel
- Envahissement par infiltration : sarcoïdose, lymphome, amylose, métastases bilatérales (cancers pulmonaires et de la langue)
- Cause génétique récessive liée à l'X : adrénoleucodystrophie. Associée à une encéphalopathie dégénérative.
- Blocs enzymatiques : déficit en 21-hydroxylase le plus souvent, de dépistage systématique à la naissance par dosage de la 17OHprogestérone
    - Forme complète (traitement en urgence) : Insuffisance surrénale+ hyperplasie congénitale des surrénales+ hyperandrogénie (pseudohermaphrodisme chez la fille).
    - Forme incomplète=dissociée
        - Chez le garçon : pseudopuberté précoce ; Chez la fille : prémature pubarche, troubles du cycle, hirsutisme, stérilité
        - Diagnostic : dosage de la 17OHprogestérone de base et après un test au SYNACTENE®
- Insuffisance corticotrope

TRAITEMENT

- **Hormonothérapie substitutive à VIE : Glucocorticoïdes (Hydrocortisone) + Minéralocorticoïdes (Fludrocortisone)**
- Traitement étiologique
- **Education et règles hygiéno-diététiques**
    - Repos, régime normosodé (PAS de régime sans sel), automédication contre-indiquée (notamment diurétiques ou laxatifs), traitement à vie, ne jamais l'arrêter, carte d'insuffisant surrénalien.

- Conduite à tenir en cas d'urgence : connaître les situations et les signes de décompensation, savoir s'injecter de l'hydrocortisone en urgence, savoir prévenir une décompensation en doublant/triplant les doses/se les injectant en IM.
- Situations de décompensation : traitement inadapté, rupture thérapeutique, régime sans sel, intervention chirurgicale, traumatismes, prise d'un traitement contre indiqué, grossesse, coup de chaleur, infection, tout stress

• Surveillance : clinique (poids, tension artérielle, pouls, sthénie) ; biologique (**kaliémie**)

INSUFFISANCE SURRENALE AIGUË (ISA)

- Etiologies : ISC décompensée, bloc enzymatique complet en 21-hydroxylase, hémorragie bilatérale des surrénales, thrombose surrénale, infection, traumatisme, chirurgie…
- Diagnostic : Toute suspicion d'ISA en est une jusqu'à preuve du contraire.
  - Tableau clinique : déshydratation extracellulaire, confusion/coma, fièvre, nausées/vomissements, diarrhée, douleurs abdominales, myalgies, choc hypovolémique.
  - Examens complémentaires :
    - Hémoconcentration, hyponatrémie, **HYPERKALIEMIE (ECG)**, hypernatriurèse, insuffisance rénale aiguë fonctionnelle, hypoglycémie
    - Cortisolémie effondrée, ACTH augmentée
    - Rechercher un facteur déclenchant : bilan infectieux, éliminer un IDM
- Traitement en urgence :
  - Mesures d'urgence pré-hospitalière : traitement hormonal substitutif par hydrocortisone IV ou IM + transport médicalisé vers une unité de réanimation.
  - Prise en charge du collapsus : expansion volémique par NaCl isotonique
  - Supplémentation sodée et glucidique (G5%). **PAS DE SUPPLEMENTATION POTASSIQUE** (à préciser sur vos copies)
  - Hormonothérapie surrénale substitutive : hémisuccinate d'hydrocortisone bolus puis IVSE
  - Traitement du facteur causal
  - Surveillance :
    - Clinique : constantes, diurèse, **dextros**, poids, conscience
    - biologique : ionogramme sanguin/4h
    - **ECG**

ISC basse	Insuffisance corticotrope
• Clinique : - Mélanodermie - Symptômes marqués, décompensation sévère et rapide du fait de l'hypoaldostéronisme • Biologie : - Ionogramme normal ou syndrome d'hypoaldostéronisme (hyponatrémie, hyperkaliémie) annonçant une décompensation imminente - ACTH augmenté - Test au SYNACTENE® négatif	• Clinique : - Pâleur, dépigmentation - Symptômes peu marqués - Signes en faveur d'un adénome hypophysaire - Décompensation peu marquée car pas d'hypoaldostéronisme • Biologie : - Hyponatrémie + fréquente - ACTH diminué ou anormalement normal - Test au SYNACTENE® ordinaire négatif - Test au SYNACTENE® retard positif

Notes personnelles

ADENOMES HYPOPHYSAIRES

220

- Tumeurs bénignes développées à partir de l'antéhypophyse.
- Micro-adénomes si <10 mm, macro-adénomes si >10 mm
- Rapports anatomiques : selle turcique, tige pituitaire, chiasma optique, sinus sphénoïdal, sinus caverneux.
- Diagnostic : **triade syndrome sécrétant + syndrome tumoral + syndrome d'insuffisance hypophysaire**

SYNDROME SECRETANT

- Adénomes monosécrétants (lactotropes > somatotropes > gonadotropes > corticotropes > thyréotropes) ; mixtes (GH+ prolactine le + fréquent) ; non sécrétant=chromophobes.

SYNDROME TUMORAL

- Céphalées frontales rétro-orbitaires
- Troubles du champ visuel : quadranopsie bitemporale supérieure puis hémianopsie bitemporale par atteinte du chiasma optique
- Atteinte des paires crâniennes (envahissement du sinus caverneux) : paralysie oculomotrice : diplopie binoculaire
- HTIC très rare
- Méningite à pneumocoque par érosion du plancher de la selle turcique. Il existe alors une rhinoliquorrhée.
- **Bilan= IRM hypophysaire+ examen ophtalmologique avec champ visuel de Goldmann+ examen de l'oculomotricité (Test de Hess Lancaster)**

SYNDROME D'INSUFFISANCE ANTEHYPOPHYSAIRE (IAH)

- Déficit gonadotrope (hypogonadisme hypogonadotrope)
  - Clinique :
    - Homme : testicules atrophiés et mous, diminution de la musculature/force musculaire, diminution de la pilosité, peau et cheveux fins, gynécomastie, impuissance, stérilité, ostéoporose/fractures.
    - Femme : aménorrhée secondaire, troubles des règles, atrophie vulvaire, sécheresse vaginale, involution mammaire, cheveux et peau fins, diminution de la libido, stérilité, ostéoporose/fractures, PAS de bouffées de chaleur (que dans l'hypogonadisme périphérique)
  - Diagnostic biologique et bilan des complications :
    - Dosages statiques : testostérone ou œstradiol diminués avec FSH/LH inadaptés (diminués ou normaux)
    - Dosages dynamiques : test à la GnRH=LHRH= dosage de FSH/LH après stimulation
    - Bilan des complications : recherche d'ostéoporose par ostéodensitométrie

- Déficit somatotrope
  - Clinique :
    - Enfant : syndrome hypoglycémie-micropénis néonatal, retard de croissance statural harmonieux progressif, hypoglycémies à jeun ou à l'effort, fatigabilité musculaire à l'effort, déséquilibre masse grasse (augmentée)/ masse maigre (diminuée), voire surpoids
    - Adulte : déséquilibre masse grasse/masse maigre, hypoglycémie, fatigabilité musculaire, troubles de l'humeur
  - Diagnostic biologique, après substitution des autres déficits :
    - Pas de tests statiques, pas de complications spécifiques à rechercher
    - 2 tests dynamiques dont 1 couplé parmi hypoglycémie insulinique, bolus d'acides aminés, test à la GHRH, test couplé glucagon/bêta-bloquants, dosage de l'IGF1 chez l'enfant.
- Déficit corticotrope
  - Clinique : dépigmentation, asthénie, hypotension artérielle, hypoglycémie à jeun, hyponatrémie à secteur extracellulaire normal.
  - Diagnostic biologique :
    - Dosages statiques : cortisol à 8h diminué ou normal, ACTH inadaptée (basse ou normale)
    - Tests dynamiques : test au SYNACTENE® ordinaire négatif, retard positif ; tests de stimulation (à la CRH, METOPIRONE®, ADH, hypoglycémie induite) négatifs
    - Pas de complications spécifiques
- Déficit thyréotrope
  - Clinique : syndrome d'insuffisance thyroïdienne (cf. item 248) sans myxœdème, sans goitre
  - Diagnostic biologique : dosages statiques : T3/T4l diminués, TSH inadaptée
- SYNTHESE : conduite à tenir devant une suspicion d'insuffisance antéhypophysaire :
  - Compléter l'examen clinique : recherche d'atteinte des autres lignées
  - Explorations hormonales de chaque lignée (dosages statiques en 1ère intention, puis dynamiques)
  - Rechercher une cause :
    - Déficits isolés : déficits génétiques isolés, hémochromatose/anorexie mentale/hyperprolactinémie/hypercorticisme/syndrome de Kallman Morsier pour l'insuffisance gonadotrope ; corticothérapie au long cours pour l'insuffisance corticotrope
    - Insuffisance antéhypophysaire globale : tumeurs de la région sellaire (adénome hypophysaire, craniopharyngiome, métastases), traumatismes crâniens (section de la tige pituitaire), toxiques/iatrogènes, infections/inflammation (sarcoïdose, histiocytose X), vasculaires (syndrome de Sheehan)
  - Recherche de complications, bilan préthérapeutique. Pour l'adénome hypophysaire : bilan du syndrome tumoral (IRM hypophysaire + bilan ophtalmologique avec examen ophtalmologique bilatéral et comparatif, champs visuel de Goldmann, oculomotricité au test de Hess Lancaster), du syndrome sécrétant et du syndrome d'IAH.

ADENOME A PROLACTINE ET HYPERPROLACTINEMIE

- Suspicion clinique : **syndrome aménorrhée-galactorrhée** (bilatérale, multipore, spontanée ou provoquée), insuffisance gonadotrope fonctionnelle (par altération de la pulsatilité de GnRH).
- Attention : toute acromégalie doit faire rechercher une hyperprolactinémie.
- Etiologies :
  - Situations physiologiques : **grossesse, allaitement**
  - Inhibition de la dopamine : médicaments anti-dopaminergiques, lésions de la tige pituitaire= hyperprolactinémie de déconnexion d'origine tumorale, sarcoïdose, histiocytose, tuberculose.
  - Hypothyroïdie périphérique, par augmentation de la TRH
  - Hyper-œstrogénie : contraception, syndrome des ovaires polykystiques
  - Défaut d'élimination : insuffisance rénale, hépatique
  - Adénome à prolactine : prolactinémie > 100 ng/ml pour une normale à 20
  - Médicaments hyperprolactinémiants : neuroleptiques, antidépresseurs surtout tricycliques, antihistaminiques H2, Vérapamil, Méthyldopa, œstrogènes, opiacés.
- Bilan spécifique face à une suspicion d'adénome à prolactine :
  - Bilan du syndrome sécrétant : dosage de la prolactine+ recherche d'une acromégalie associée
  - Bilan du syndrome tumoral et d'IAH
  - Bilan des complications propres du syndrome sécrétant : ostéoporose, infertilité, troubles sexuels.

ADENOME CORTICOTROPE ET SYNDROME DE CUSHING

- Etiologies :
  - Syndromes de Cushing ACTH-dépendants (avec mélanodermie par augmentation de la sécrétion d'ACTH) : maladie de Cushing= adénome hypophysaire corticotrope et syndrome paranéoplasique= sécrétion ectopique d'ACTH
  - Syndromes de Cushing ACTH-indépendants : adénome surrénalien et corticosurrénalome malin
- Tableau clinique :
  - Signes d'hypercatabolisme protidique : atrophie musculaire des racines, atrophie cutanée/vergetures pourpres, fragilité capillaire/ecchymoses, ostéoporose
  - Redistribution facio-tronculaire des graisses : obésité androïde, faciès lunaire, bosse de bison, comblement des creux axillaires et sus-claviculaires
  - Conséquences métaboliques : HTA résistante, insuffisance gonadotrope, déficit immunitaire, troubles psychiatriques
  - Signes biologiques : polyglobulie, hyperleucocytose à PNN, thrombocytose, signes d'hypersécrétion minéralocorticoïde surtout si pathologie maligne (hypokaliémie, alcalose), intolérance au glucose/diabète, dyslipidémie, cholestase anictérique

- Conduite à tenir :

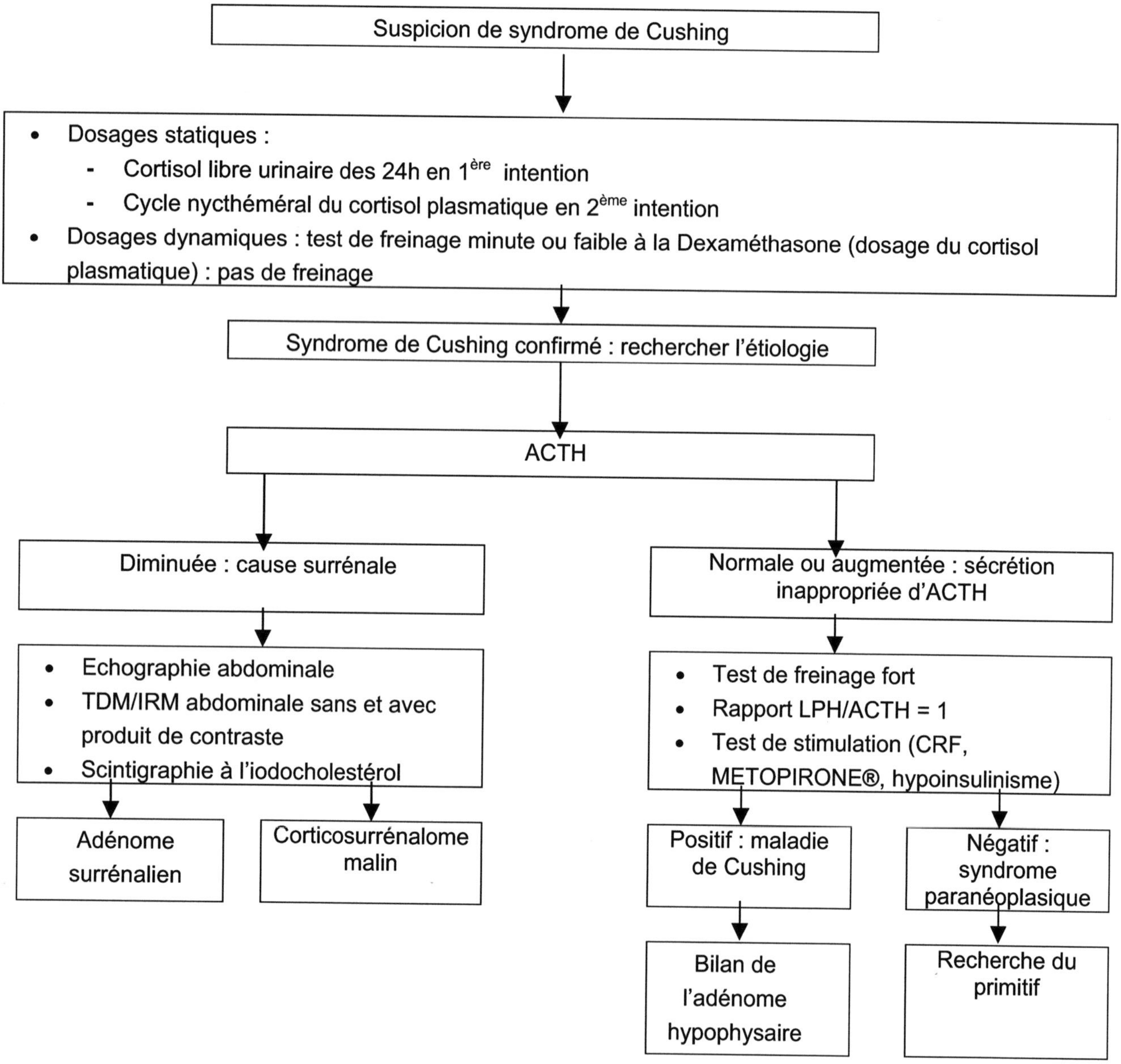

Maladie de Cushing	Syndrome paranéoplasique	Adénome surrénalien	Corticosurrénalome malin
• <u>Fréquence</u>= 70% • <u>Clinique :</u> - Mélanodermie - Hyperandrogénie - Pas d'AEG - Signes d'adénome hypophysaire • <u>Biologie :</u> - Androgènes normaux ou augmentés - +/- effet minéralo-corticoïde - ACTH augmentée - LPH/ACTH=1 - Tests dynamiques positifs • <u>Imagerie/examens spécifiques :</u> IRM hypophysaire	<u>Fréquence</u>= 10% • <u>Clinique :</u> - Mélanodermie - Hyperandrogénie - AEG - Signes en rapport avec la tumeur • <u>Biologie :</u> - Androgènes augmentés - Effet minéralo-corticoïde - ACTH très augmentée - LPH/ACTH>1 - Tests dynamiques négatifs • <u>Imagerie/examens spécifiques :</u> selon la tumeur : radiographie, TDM	<u>Fréquence</u>= 10% • <u>Clinique :</u> - Pas de mélanodermie - Pas d'hyperandrogénie - Pas d'AEG - Pas de signes tumoraux • <u>Biologie :</u> - Androgènes normaux - Pas d'effet minéralocorticoïde - ACTH diminuée - Tests dynamiques non réalisés • <u>Imagerie/examens spécifiques</u> - TDM surrénalienne : tumeur unilatérale, petite taille, bien limitée, non invasive, sans signes de malignité, atrophie surrénale controlatérale - Scintigraphie à l'iodocholestérol : fixation localisée, unilatérale, exclusive, homogène. Extinction de la surrénale controlatérale - Echographie abdominale	<u>Fréquence</u>= 10% • <u>Clinique :</u> - Pas de mélanodermie - Hyperandrogénie - AEG - Syndrome tumoral abdominal • <u>Biologie :</u> - Androgènes augmentés - Effet minéralocorticoïde - ACTH diminuée - Tests dynamiques non réalisés • <u>Imagerie/examens spécifiques</u> - TDM surrénalienne : tumeur unilatérale, grande taille, mal limitée, invasive, signes de malignité, atrophie surrénale controlatérale - Scintigraphie : pas de fixation de la tumeur - Echographie abdominale

Adenome somatotrope = acromegalie

- Clinique du syndrome sécrétant :
  - Syndrome dysmorphique :
    - Peau épaissie avec séborrhée et hypersudation
    - Tête et cou : épaississement lèvres, nez, macroglossie, saillie des arcades sourcilières par pneumatisation des sinus frontaux, hypoacousie par infiltration du conduit auditif externe, voix rauque/**syndrome d'apnée du sommeil**/ronflements par infiltration du larynx, prognathisme, saillie de la protubérance occipitale externe
    - Extrémités : élargissement des pieds, mains (signe de la bague qui devient trop petite), syndrome du canal carpien, aspect en houppe des phalanges à la radiographie
    - Tronc : élargissement du thorax, cyphose dorsale, aspect en bec de perroquet des vertèbres à la radiographie
    - Viscéromégalie : cardiomégalie, hépatosplénomégalie, goitre, dolichocôlon
  - Troubles métaboliques **: HTA, diabète**, hypercalciurie/hyperphosphorémie
  - Manifestations cardiovasculaires : **cardiomyopathie hypertrophique, insuffisance cardiaque**, valvulopathies
  - Susceptibilité aux tumeurs : **cancer du colon** et polypes :
- **Toujours le chercher devant une hyperprolactinémie**
- Dosages hormonaux :
  - Statiques : GH et IGF1 plasmatiques
  - Dynamiques : test de freinage par le glucose (dosage de la GH après hyperglycémie provoquée orale)
  - Rechercher une hypersécrétion associée : prolactine, TSH, T3/T4
- **Bilan des complications du syndrome sécrétant :**
  - ECG, échographie cardiaque, recherche de facteurs de risque cardiovasculaires
  - HbA1c, glycémies à jeun régulières
  - Dépistage du syndrome d'apnée du sommeil systématique
  - Bilan phosphocalcique et échographie rénale
  - **Coloscopie** 1*/3 ans dès l'âge de découverte

HEMOCHROMATOSE

242

- Hémochromatose HFE1 : maladie autosomique récessive par mutation C282Y du gène HFE à l'état homozygote, sur le chromosome 6. Pénétrance incomplète
- Normales :
  - Fer sérique : 12-24 µmol/l
  - Transferrine : 2.5-3.5 g/l
  - Coefficient de saturation de la transferrine (CST) : 30-40%
  - Ferritine sérique : 20-200 µg/l chez la femme, 30-300 µg/l chez l'homme

CLASSIFICATION

Stade 0 = pas d'expression phénotypique	Stade 1 = préclinique	Stade 2 = préclinique	Stade 3	Stade 4
• CST < 45% • Ferritinémie normale • Pronostic fonctionnel non engagé • Pronostic vital non engagé	• CST>45% • Ferritinémie normale • Pronostic fonctionnel non engagé • Pronostic vital non engagé	• CST>45% • Ferritinémie augmentée • Pronostic fonctionnel non engagé • Pronostic vital non engagé	• CST>45% • Ferritinémie augmentée • Pronostic fonctionnel engagé : asthénie, impuissance, signes ostéo-articulaires, diabète • Pronostic vital non engagé	• CST>45% • Ferritinémie augmentée • Pronostic fonctionnel engagé : idem • Pronostic vital engagé

DIAGNOSTIC POSITIF

- Clinique évocatrice :
  - Terrain : homme (9*/10) de 30-50 ans
  - Forme mineure :
    - Asthénie isolée
    - **Mélanodermie**, ichtyose, anomalies unguéales
    - Atteintes ostéoarticulaires : **ostéoporose**, arthropathie sous chondrale des métacarpiophalangiennes des 2ème et 3ème rayons (« poignée de main douloureuse »), chondrocalcinose articulaire
  - Formes majeures :
    - Atteinte hépatique : hépatomégalie, cirrhose, carcinome hépatocellulaire
    - Diabète souvent insulinorequérant
    - Hypogonadisme par insuffisance hypophysaire

    - Atteinte cardiaque : anomalies de l'ECG longtemps asymptomatiques, troubles du rythme, troubles de la conduction intracardiaque, insuffisance cardiaque par cardiomyopathie dilatée ou restrictive + rarement

- Biologie :
  - Fer sérique >20 µmol/l
  - Ferritinémie >200 µg/l chez la femme, >300 µg/l chez l'homme
  - Bilan hépatique : cytolyse prédominant sur les TGP
  - CST : si >45%, rechercher la mutation
- Rechercher la mutation C282Y à l'état homozygote sur le gène HFE-1 (test génétique par PCR sur prélèvement sanguin) :
  - Information et consentement écrit du patient
  - Rendu au patient seul par le médecin prescripteur

DIAGNOSTIC DE GRAVITE ET D'EXTENSION DE LA MALADIE

- Evaluer l'importance de la surcharge en fer :
  - Examen clinique
  - Ferritinémie
  - Concentration hépatique en fer : hyposignal hépatique à l'IRM
- Evaluer le retentissement viscéral :
  - Interrogatoire et examen clinique
  - Examens complémentaires : 5 atteintes à rechercher :
    - Pancréatique : glycémie à jeun
    - Hépatique : bilan hépatique complet, échographie hépatique, ponction-biopsie hépatique (PBH) pas systématique, alpha-fœtoprotéine
    - Cardiaque : ECG, échographie cardiaque
    - Gonadique : testostéronémie, FSH/LH
    - Osseuse : ostéodensitométrie
- PBH :
  - Indications : si un de ces 3 critères est présent :
    - ASAT augmentée
    - Ferritinémie >100µg/l
    - Hépatomégalie clinique
  - But : rechercher des lésions associées, évaluer la fibrose hépatique et rechercher une cirrhose
  - Histologie : dépôts de fer intrahépatocytaires
    - Sidéronécrose périportale
    - Fibrose
    - Cirrhose
- IRM hépatique :
  - Evaluation semi quantitative de la surcharge hépatique en fer : hyposignal T2
  - Aide au diagnostic étiologique (hyposignal de la rate = cause secondaire, hyposignal pancréatique/myocardique= cause primitive)
  - Diagnostic de carcinome hépatocellulaire

TRAITEMENT (STADES 2, 3, 4)

- Saignées :
  - Phase d'induction = éliminer l'excès de fer : saignées hebdomadaires
  - Phase d'entretien = prévenir la reconstitution de la surcharge : saignées tous les 2-4 mois
  - Contre indications :
    - Anémie centrale non carentielle
    - Thalassémie majeure
    - Cardiopathie sévère décompensée non due à l'hémochromatose
- Alternatives :
  - Erythraphérèse
  - Chélateur du fer : Déféroxamine DESFERAL®, seulement si les saignées sont contre-indiquées
- Mesures associées :
  - **CONTRE INDICATION DES MEDICAMENTS CONTENANT DU FER OU DE LA VITAMINE C ET DES TRAITEMENTS HEPATOTOXIQUES**
  - **ARRET DE L'ALCOOL**
  - **VACCINATION ANTI-HBV**

SURVEILLANCE

- Stade 0 : examen clinique + bilan martial /3 ans
- Stade 1 : idem 1*/an
- Stade 2 :
  - Examen clinique à chaque saignée
  - Ferritinémie/2 saignées
  - Hémoglobine 8 jours après chaque saignée
- Stades 3 + 4 : idem + surveillance biologique (bilan hépatique complet et glycémie à jeun)/6 mois

DEPISTAGE FAMILIAL

- Parents : enquête phénotypique : examen clinique + bilan martial
- Fratrie + descendance >18 ans : enquête phénotypique + génotypique
- Conjoint :
  - Si pas porteur : risque de transmission aux enfants nul
  - Si porteur hétérozygote : risque de 50%, enquête génotypique chez les enfants

SURCHARGES EN FER NON LIEES A L'HEMOCHROMATOSE HFE

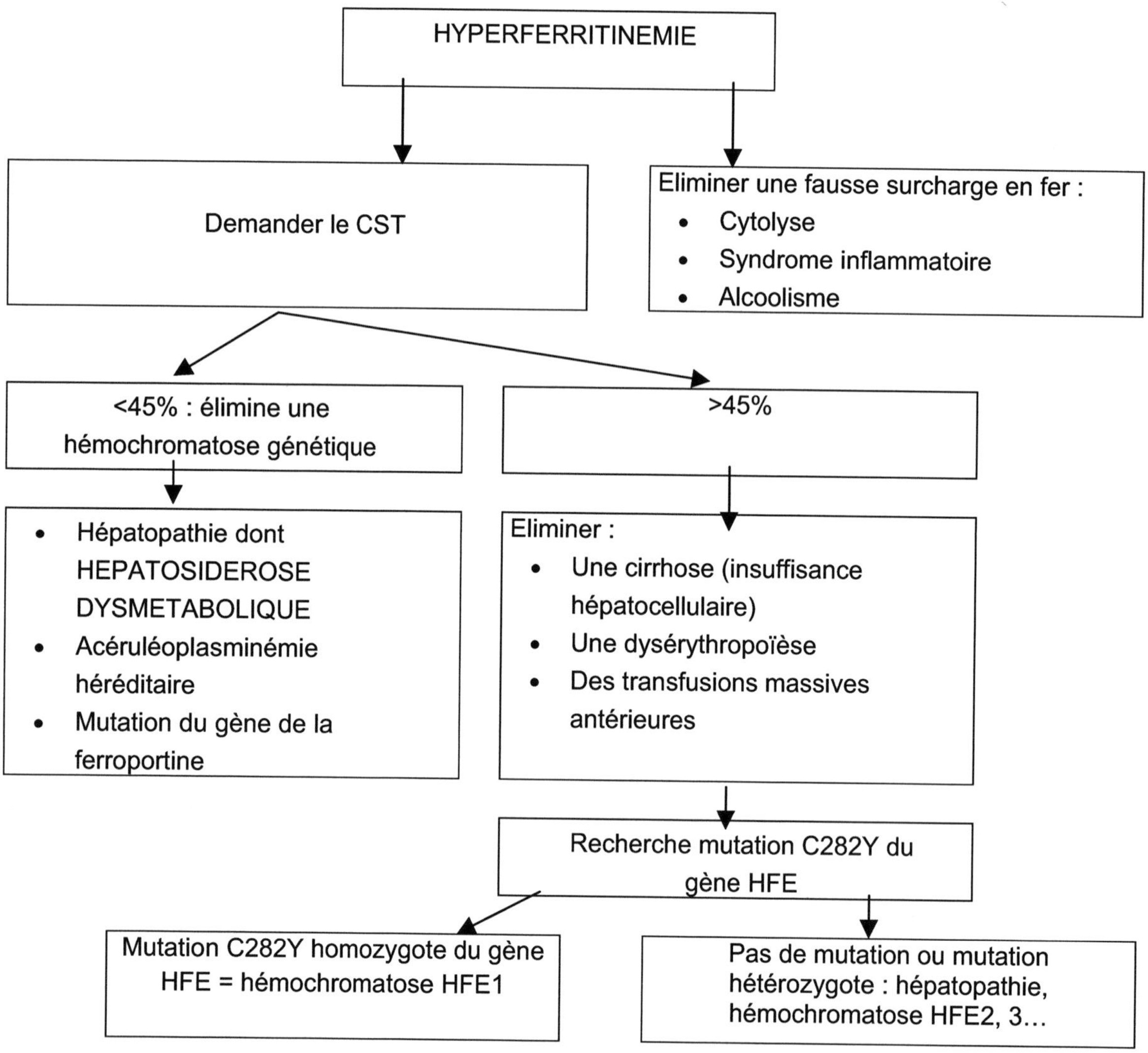

HYPERTHYROIDIE

246

SYNDROME DE THYROTOXICOSE

- Signes cliniques :
  - Cardiovasculaires : tachycardie sinusale, palpitations, HTA systolo-diastolique
  - Digestifs : syndrome polyuropolydipsique, amaigrissement + polyphagie paradoxale, diarrhée chronique
  - Neuropsychiatriques : tremblements des extrémités, agitation permanente, troubles de l'humeur et du sommeil
  - Généraux : hypersudation, hyperthermie, thermophobie
  - Appareil locomoteur : faiblesse musculaire, atrophie musculaire, signe du tabouret, ostéoporose
- Dosages biologiques non spécifiques : leuconeutropénie, anémie microcytaire, cytolyse hépatique, cholestase anictérique, hyperglycémie, hypocholestérolémie, hypercalcémie, hypercalciurie
- Dosages spécifiques/bilan thyroïdien : seule la TSH demandée en 1ère intention
- Recherche d'une hyperthyroïdie en 1ère intention devant : ostéoporose, diarrhée chronique, impuissance, syndrome polyuropolydipsique, dénutrition-amaigrissement, décompensation d'un diabète

FORMES GRAVES

- Cardiothyréose : troubles du rythme (TDR) supraventriculaires, insuffisance cardiaque à débit élevé, insuffisance coronaire. Dosage de la TSH systématique devant tout TDR supraventriculaire, toute décompensation cardiaque inexpliquée.
- Crise aiguë thyrotoxique : URGENCE, transfert en réanimation
  - Facteurs déclenchants : préparation insuffisante avant traitement radical, infection, toute pathologie sévère
  - Signes cliniques : syndrome de thyrotoxicose majeur, troubles cardiovasculaires et neuropsychiatriques.
- Sujets âgés : fonte musculaire, AEG, cachexie, cardiothyréose : dosage systématique de la TSH devant AEG et cachexie

ETIOLOGIES

- **Toujours rechercher une surcharge iodée, qui peut être un facteur déclenchant.**
- Maladie de Basedow
  - Maladie auto-immune avec anticorps anti-récepteurs à la TSH=TRAK. Peut s'intégrer dans une polyendocrinopathie auto-immune.
  - Clinique : hyperthyroïdie+goitre+orbitopathie
    - Terrain : femme jeune, antécédents de maladie auto-immune
    - Goitre : diffus, homogène, indolore, non compressif, signes vasculaires (souffle)
    - Orbitopathie dysthyroïdienne. Favorisée par le **TABAGISME.**

        - Signes palpébraux : œdème jusqu'au chémosis, rétraction palpébrale supérieure, asynergie oculo-palpébrale= signe de De Graefe.
        - **Exophtalmie : Bilatérale, Réductible, Axile, Indolore, Symétrique** (moyen mnémotechnique=BRAIS), non pulsatile, maligne si irréductible et douloureuse, mesurée par exophtalmomètre ou TDM. (NB : l'exophtalmie est due aux dépôts de complexes immuns, elle est indépendante de la thyrotoxicose).
        - Atteinte inflammatoire par lagophtalmie (signe de gravité) : kératite, kératoconjonctivite, ulcères et perforations de cornée, fonte purulente de l'œil.
        - Atteinte neurologique (signe de gravité) : troubles oculomoteurs, surtout paralysie du muscle droit inférieur avec diplopie verticale, neuropathie optique compressive. **Attention, si les signes sont atypiques, rechercher une myasthénie.**
        - Risque de décompensation œdémateuse maligne, favorisée par le tabagisme, spontanée ou suite à un traitement radical sans maîtrise préalable de l'exophtalmie, avec risque infectieux par lagophtalmie compliquée et risque neurologique.
    - Paraclinique :
        - Signes de thyrotoxicose et ses complications
        - Dosages immunologiques : TRAK
        - Echographie thyroïdienne : goitre diffus, homogène, bien limité, hypervascularisé
        - Scintigraphie thyroïdienne : hyperfixation homogène et diffuse
        - Bilan ophtalmologique : examen clinique dont tonus oculaire et quantification de l'exophtalmie, TDM ou IRM orbitaire pour éliminer une tumeur orbitaire
- Adénome toxique : bénin, vésiculaire, freine l'activité du parenchyme sain.
    - Clinique : femme de 40-60 ans, syndrome de thyrotoxicose, palpation du ou des nodules
    - Paraclinique :
        - Signes de thyrotoxicose et de ses complications, dosages immunologiques négatifs
        - Echographie thyroïdienne : nodules hypervascularisés, reste du parenchyme sain
        - **Scintigraphie thyroïdienne : nodule chaud (hyperfixation localisée) + extinction du parenchyme sain**
- Goitre multi-hétéro-nodulaire toxique : sex-ratio=1, 40 ans, goitre nodulaire et hétérogène parfois compressif (inverse du basedow). Pour le reste, idem que l'adénome toxique.
- Surcharge iodée (notamment sous Amiodarone CORDARONE® et avec les produits de contraste iodés)
    - 2 mécanismes :
        - Type 1= décompensation iatrogène d'une thyropathie sous-jacente
        - Type 2=effet toxique direct de l'iode entraînant une lyse des cellules thyroïdienne, donc un tableau de thyroïdite
    - Paraclinique pour exclure une thyropathie sous-jacente :
        - Syndrome de thyrotoxicose et complications avec dissociation T4/T3
        - Dosages immunologiques négatifs
        - Echographie thyroïdienne : parenchyme hypoéchogène homogène
        - Scintigraphie thyroïdienne blanche
        - Iodurie des 24h élevée
- Thyroïdite subaigüe de De Quervain (post-virale, par lyse des cellules thyroïdiennes)
    - Clinique : syndrome de thyrotoxicose inconstant, syndrome pseudo-grippal fébrile, douleurs cervicales antérieures, goitre ferme et douloureux. Récupération complète en 3 mois.
    - Paraclinique :

    - Signes de thyrotoxicose et complications, syndrome inflammatoire, dosages immunologiques négatifs, dosage de la thyroglobuline augmenté.
    - Echographie thyroïdienne : glande hypoéchogène hypovascularisée avec plages de parenchyme sain.
    - Scintigraphie blanche.
- Résumé sur les thyroïdites :
  - 3 causes : virale (thyroïdite de De Quervain), auto-immune et toxique (surcharge iodée type 2)
  - 3 phases inconstantes : thyrotoxicose, hypothyroïdie, récupération
  - Echographie : hypoéchogénicité, scintigraphie blanche
- Thyrotoxicose factice : prise cachée d'hormones thyroïdiennes, souvent pour maigrir.
  - Paraclinique :
    - Signes de thyrotoxicose et complications, dosages immunologiques négatifs, échographie normale, scintigraphie blanche
    - Thyroglobuline effondrée, quasi pathognomonique car marqueur de la sécrétion endogène d'hormones thyroïdiennes.
- Causes de scintigraphie blanches : thyroïdite de De Quervain, thyroïdite du post-partum, thyroïdite par surcharge iodée type 2, thyrotoxicose factice. Les antithyroïdiens de synthèse (ATS) sont inutiles dans ces étiologies.

DEMARCHE DIAGNOSTIQUE

- Evoquer le syndrome de thyrotoxicose
- Demander les dosages hormonaux : TSH en 1ère intention, puis T4l et T3l
- Rechercher l'étiologie :
  - Rechercher une **surcharge iodée**
  - Examens systématiques : TRAK, échographie et scintigraphie thyroïdienne à l'Iode 123 (en l'absence de contre indications, en 1ère partie de cycle)
  - Selon l'étiologie suspectée : iodurie des 24h, dosage de la thyroglobuline, recherche d'un syndrome inflammatoire.
- Dépister d'éventuelles complications et les explorer
  - Cardio-vasculaires : **ECG** systématique +/- échographie cardiaque
  - Ophtalmologiques : bilan d'une exophtalmie
  - Test de grossesse

TRAITEMENT

- En ambulatoire hors formes compliquées
- Traitements symptomatiques : quelle que soit la cause, systématiques dès le diagnostic, prescrits jusqu'à disparition des symptômes et relais par les ATS.
  - Repos et arrêt de travail
  - Bêta-bloquants non cardiosélectifs. Exemple : Propanolol AVLOCARDYL®, en l'absence de contre indications.
  - **Contraception**

- Les ATS. Exemple : Carbimazole NEOMERCAZOLE®
  - Contre-indications : insuffisance hépatique ou hémopathie préexistante sévère
  - Effets indésirables : hépatites, nausées/vomissements, hypothyroïdie si surdosage, leuconeutropénie modérée, **AGRANULOCYTOSE IATROGENE IMMUNO-ALLERGIQUE**
  - **EDUCATION ET INFORMATION :** Risques hématologiques, leur gravité, la nécessité de faire une NFS en urgence devant tout syndrome infectieux avec **ARRET DES ATS**
  - Surveillance : efficacité par T4l + T3l tous les mois puis T4l + T3l + TSH tous les 3 mois ; **tolérance : NFS tous les 10 jours pendant 2 mois puis tous les 3 mois**
  - En cas de syndrome infectieux : arrêt des ATS en attendant la NFS. Si agranulocytose iatrogène prouvée, arrêt total et définitif, à vie du médicament incriminé et déclaration à la pharmacovigilance.
- Les traitements radicaux :
  - Indications :
    - Echec ou contre-indication au traitement médical d'une maladie de basedow
    - Adénome toxique et goitre multi-hétéro-nodulaire
    - Cardiothyréose.
  - Contre-indications : l'absence d'euthyroïdie (obtenue par 2-3 mois de traitement médical) et l'orbitopathie dysthyroïdienne patente.
  - Risques : crise aiguë thyrotoxique et hypothyroïdie.

Thyroïdectomie totale	**Iode radioactif= iode 131= IRA-thérapie**
• Contre-indications : celles des traitements radicaux, de l'anesthésie générale, de la chirurgie. • Effets indésirables : - Liés à la chirurgie : œdème/hématome compressif, infection/abcès local - Liés à la localisation : lésion des nerfs récurrents, hypoparathyroïdie. - Ceux de l'anesthésie, du traitement radical - Rechutes si subtotale • Avantages : efficacité rapide, pas de contraception au long cours, pas de récidive si totale • Inconvénients : anesthésie générale, conséquences de la chirurgie, hypothyroïdie systématique • Candidat idéal : sujet jeune, contre-indication à l'iode 131, désir de grossesse • Conduite pratique : informer le patient, obtenir une parfaite euthyroïdie, examen anatomopathologique de la pièce. • Surveillance : recherche d'une hypothyroïdie ou d'une rechute par TSH + T4l/T3l tous les 3 mois pendant 1 an puis TSH/an	• Contre-indications : celles des traitements radicaux, saturation en iode, **grossesse/allaitement** • Effets indésirables : ceux du traitement radical, hypothyroïdie 1*/2, mais aucun risque de cancérisation • Avantages : pas d'anesthésié, pas de chirurgie, pas de récidive. • Inconvénients : efficacité tardive, contraception au long cours, hypothyroïdie fréquente • Candidat idéal : pas de contre-indications à l'iode 131, refus de la chirurgie, contre-indication à la chirurgie (sujet âgé) • Conduite pratique : information, **contraception efficace pendant 6 mois** • Surveillance : idem chirurgie

TRAITEMENT DES COMPLICATIONS

- Cardiothyréose : traitement de l'hyperthyroïdie + traitement des troubles du rythme cardiaque (Anticoagulants notamment. Les digitaliques sont peu efficaces), de l'insuffisance cardiaque ou coronaire.
- Orbitopathie dysthyroïdienne (le traitement antithyroïdien n'a aucun effet dessus)
  - Non compliquée : collyres antiseptiques, verres teintés, dormir tête surélevée.
  - Compliquée : en urgence, idem + corticothérapie fortes doses IV puis relais PO, radiothérapie rétro-oculaire, décompression orbitaire ou tarsorraphie
- Crise aiguë thyrotoxique : urgence thérapeutique majeure, hospitalisation en réanimation.
  - Mesures générales de réanimation, refroidissement par antipyrétiques
  - Traitement spécifique : bêta-bloquants IV, ATS PO ou dans la sonde nasogastrique, Lugol PO ou dans la sonde nasogastrique, sédatifs, corticothérapie IV
  - Traitement des facteurs déclenchants

CONDUITE THERAPEUTIQUE

- Maladie de Basedow non compliquée
  - Traitement médical de la thyrotoxicose 12-24 mois, traitement de l'orbitopathie
  - Surveillance **à vie** :
    - Efficacité clinique et biologique : T4l/T3l tous les mois jusqu'à normalisation puis TSH + T4l/T3l tous les 3 mois
    - Dosage des TRAK en fin de traitement, prédictif du risque de rechute
    - Tolérance des ATS
    - Evolution : 50% de guérison-50% de rechutes nécessitant un traitement radical.
- Maladie de basedow compliquée : idem + traitement des complications + traitement radical.
- Adénome toxique et goitre multi-hétéro-nodulaire toxique : traitement médical 2-3 mois pour obtenir une euthyroïdie + traitement des complications + traitement radical + surveillance à vie
- Thyroïdite : traitement symptomatique 2-3 mois (ATS inutiles) + traitement spécifique par AINS ou corticothérapie 3 mois + surveillance prolongée
- Surcharge iodée : traitement médical 2-3 mois, pas d'ATS si type 2, arrêt de la substance incriminée, traitement spécifique : si type 1= traitement de la thyropathie sous-jacente, si type 2= corticothérapie 3 mois

Notes personnelles

HYPOTHYROIDIE

248

Syndrome d'insuffisance thyroïdienne de l'adulte

- Signes d'infiltration myxœdémateuse :
  - Cutanée et sous cutanée : prise de poids, visage pale, rond, bouffi, paupières gonflées, lèvres épaissies, faux œdème élastique comblant les creux sus-claviculaires et axillaires, mains et pieds boudinés, syndrome du canal carpien.
  - Musculaire : syndrome myogène, myalgies
  - Muqueuse : hypoacousie, ronflements, syndrome d'apnée du sommeil, macroglossie, dysarthrie, voix rauque.
  - Cutanéo-phanérienne : peau sèche et squameuse, érythrocyanose des lèvres et des pommettes, alopécie/dépilation
  - Signes d'hypométabolisme :
    - Cardiovasculaire : bradycardie, hypotension, diminution de la consommation en O2 du cœur pouvant masquer une insuffisance coronarienne.
    - Digestif : constipation
    - Neuropsychiatrique : lenteur, asthénie, syndrome dépressif, syndrome maniaque, syndrome démentiel chez le sujet âgé.
    - Général : hypothermie, frilosité, perte de la sudation.
  - Aménorrhée secondaire, diminution de la libido par hyperprolactinémie.
- Dosages spécifiques-bilan thyroïdien : TSH en 1ère intention, qui sera augmentée si l'origine est périphérique. En 2ème intention : T4l (T3l inutile) si TSH élevée ou doute sur une insuffisance thyréotrope.
- Examens non spécifiques : **anémie normochrome arégénérative normo ou macrocytaire (rechercher une maladie de Biermer associée si l'étiologie de l'hypothyroïdie est auto-immune)**, hyponatrémie à secteur extracellulaire normal, augmentation des CPK/LDL/ASAT/aldolase, dyslipidémie avec hypertriglycéridémie et hypercholestérolémie.

Complications

- Cardiovasculaires : masquage d'une insuffisance coronaire (démasquée une fois l'hormonothérapie substitutive débutée), péricardite myxœdémateuse, troubles de conduction
- Syndrome d'apnées du sommeil
- Comorbidités auto-immunes, dans le cadre d'une **polyendocrinopathie auto-immune** : **insuffisance surrénale chronique auto-immune + hypothyroïdie auto-immune = syndrome de Schmidt** ; maladie de Biermer.
- Coma myxœdémateux, gravissime :
  - Terrain : femme âgée avec myxœdème évolué non diagnostiqué.
  - Facteurs déclenchants : froid, infections pulmonaires, sédatifs
  - Clinique :
    - Troubles cardiaques : bradycardie, hypotension, choc

        - Troubles respiratoires : bradypnée, risque d'obstruction des voies aériennes supérieures
        - Troubles neurologiques : syndrome confusionnel, coma aréflexique, convulsions
        - Hypothermie centrale sévère
        - Hyponatrémie sévère
    - Signes paracliniques (les dosages hormonaux ne doivent pas retarder le traitement) : Hyponatrémie sévère, hypoventilation alvéolaire sévère. Attention, si hyponatrémie + hypoglycémie : suspecter une insuffisance surrénale décompensée associée : **on traitera tout coma myxœdémateux comme s'il s'accompagnait d'une insuffisance surrénale aiguë.**

ETIOLOGIES

- Toujours rechercher une surcharge iodée ou une cause iatrogène. Toujours rechercher d'autres maladies auto-immunes.
- Auto-immunes :
    - Thyroïdite d'Hashimoto (argument de fréquence)
        - Clinique : femme d'âge moyen, antécédents de maladies auto-immunes, syndrome d'hypothyroïdie + complications, goitre irrégulier, ligneux, hétérogène
        - Paraclinique : signes d'hypothyroïdie + complications, dosages immunologiques : anticorps anti-thyropéroxydase = anti-TPO (+ anti-thyroglobuline), échographie : goitre inconstant, modéré, hypoéchogène, hétérogène, fibrose, images pseudo-nodulaires, vascularisation augmentée à la phase initiale, **scintigraphie inutile.**
    - Thyroïdite atrophique = myxœdème idiopathique. Soit les anti-TPO sont positifs, alors il s'agit d'une thyroïdite d'Hashimoto évoluée, soit les anticorps anti-TSHR bloquants = TRAB sont positifs. Clinique et paraclinique identiques à la thyroïdite d'Hashimoto mais pas de goitre et atrophie thyroïdienne à l'échographie.
- Carence en iode
    - Clinique : origine géographique (Afrique centrale, Népal, Vosges, Auvergne), antécédents familiaux, syndrome d'hypothyroïdie avec goitre ancien homogène.
    - Paraclinique : syndrome d'insuffisance thyroïdienne + complications avec diminution de la T4 supérieure à la diminution de la T3, iodurie des 24h diminuée.
- Iatrogénie
    - Médicaments : surcharge iodée (Amiodarone) = effet Wolff-Chaikoff, sels de lithium, Interféron. Toujours rechercher une thyropathie sous-jacente.
    - Chirurgie
    - Iode radioactif
    - Radiothérapie cervicale externe
- Causes rares : maladies infiltratives, hypothyroïdie congénitale.

DEMARCHE DIAGNOSTIQUE

- Evoquer l'hypothyroïdie, notamment devant : syndrome du canal carpien, syndrome d'apnées du sommeil, syndrome dépressif ou démentiel, constipation chronique, anémie arégénérative non microcytaire, hyponatrémie à secteur extracellulaire normal, dyslipidémie, syndrome myogène, augmentation des CPK

- Confirmer le diagnostic : TSH en 1ère intention, T4l en 2ème intention
- Dosages non spécifiques : NFS, ionogramme sanguin, enzymes musculaires, bilan lipidique en euthyroïdie.
- Bilan étiologique :
  - Examen clinique : interrogatoire (rechercher une cause iatrogène) + palpation d'un goitre
  - Dosages immunologiques : anticorps anti-TPO en 1ère intention, TRAB en 2ème.
  - Echographie thyroïdienne. **Scintigraphie inutile.**
  - **Iodurie des 24h**
- Bilan des complications :
  - Cardiovasculaires : ECG, radiographie de thorax, échographie cardiaque, bilan des facteurs de risque cardiovasculaire.
  - Bilan d'un syndrome d'apnées du sommeil : oxymétrie nocturne, polysomnographie.
  - Bilan d'une hypoacousie : audiométrie
  - Rechercher de maladies auto-immunes associées : polyendocrinopathies auto-immunes :
    - Syndrome de Schmidt : ionogramme sanguin, cortisolémie + dosage de l'ACTH, test au SYNACTENE®
    - Recherche d'une anémie de Biermer si anémie macrocytaire
    - Recherche d'un diabète de type 1
    - Recherche d'une myasthénie si signes évocateurs.

TRAITEMENT

- Hormonothérapie substitutive **à vie, après bilan cardiovasculaire :** L-thyroxine (L-T4) LEVOTHYROX®
  - **Education** : expliquer la maladie et le traitement, pas de régime particulier, interdire l'automédication, expliquer les signes annonçant une complication et la conduite à tenir, expliquer le risque de survenue d'autres maladies auto-immunes, port d'une carte d'hypothyroïdien.
  - A toute modification de dosage : **ECG** systématique et dosage de la TSH 2 mois après
  - Surveillance régulière à vie : bilan cardiovasculaire régulier, TSH à chaque modification de dose puis 2 mois après avoir atteint la dose efficace puis 1-2*/an à vie
- Précautions en fonction du terrain :
  - Chez l'enfant : urgence absolue
  - Chez l'adulte jeune sans terrain ni risque coronarien : prise en charge ambulatoire, augmentation des doses par paliers hebdomadaires, objectif = TSH normale
  - Chez le sujet âgé et /ou terrain coronarien : hospitalisation, traitement de l'insuffisance coronaire, dose initiale faible, augmentée par paliers de 3-4 semaines, objectif= T4l normale
- Traitement des complications : coma myxœdémateux. **Urgence thérapeutique. Tout coma accompagné des signes vus précédemment est à traiter comme un coma myxœdémateux sans attendre la biologie et à considérer comme associé à une insuffisance surrénale aiguë**.
  - Hospitalisation en réanimation en urgence, mesures générales de réanimation
  - Traitement symptomatique : correction d'un choc, réchauffement progressif, restriction hydrique et correction progressive de l'hyponatrémie.
  - Traitement spécifique, **sans attendre les résultats biologiques : hormonothérapie substitutive L-T4 IVSE puis relais PO + hormonothérapie cortico-surrénalienne substitutive : Hydrocortisone IV**
  - Traitement d'un facteur déclenchant et surveillance

Notes personnelles

GOITRE ET NODULES THYROIDIENS

241

LES NODULES THYROÏDIENS

- Etiologies :
  - Adénome toxique ou pré-toxique
  - Cancer thyroïdien
  - Kyste liquidien
  - Adénome bénin
  - Thyroïdite (pseudo-nodule)
- Examen clinique :
  - Rechercher des signes de malignité, de dysthyroïdie, de compression.
  - Interrogatoire : antécédents personnels et familiaux d'irradiation, cancer NEM2, polypes coliques, prise de médicaments, origine géographique, tabagisme, ancienneté et évolution du nodule
  - Examen local : limites, taille, consistance, homogénéité, sensibilité, mobilité.
  - Examen régional : adénopathies cervicales, signes de compression (3D= dyspnée, dysphonie, dysphagie)
  - Examen général : signes de dysthyroïdie, métastases, signes en faveur d'un carcinome médullaire de la thyroïde, de NEM2

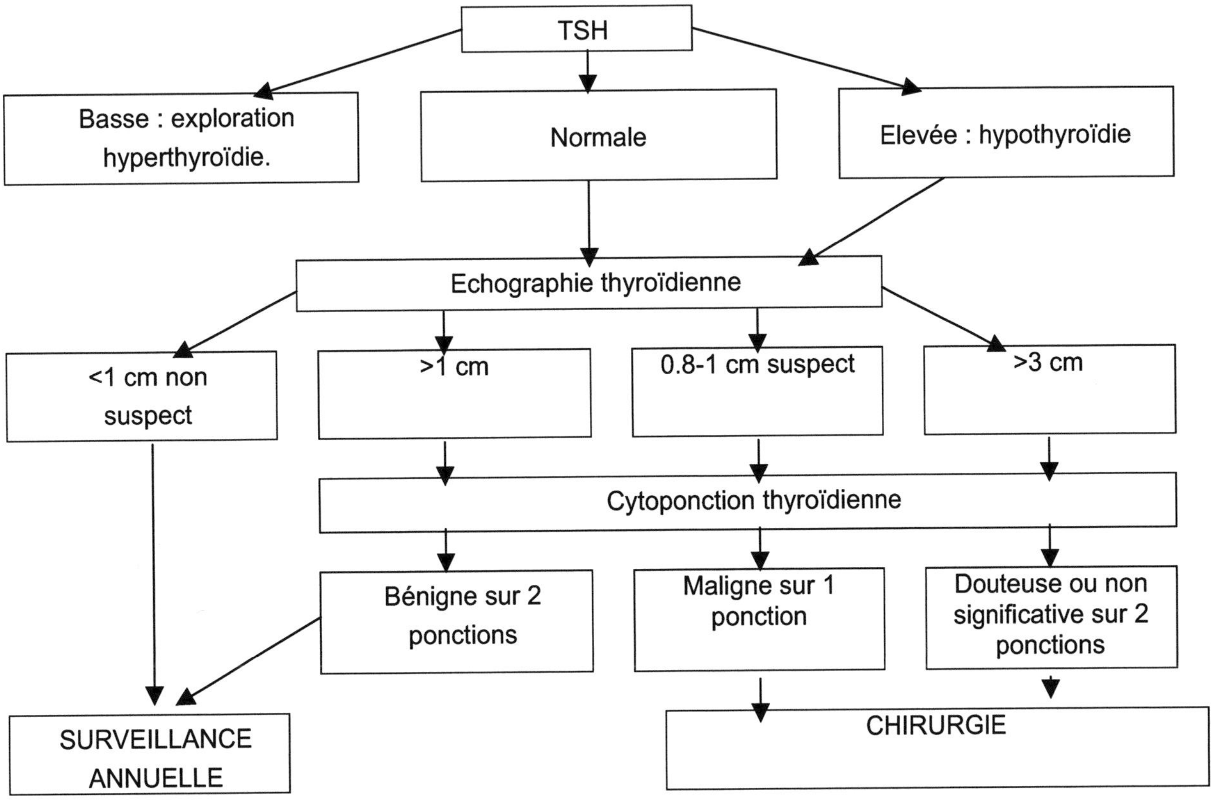

LES GOITRES

- Etiologies :
  - Goitre avec hyperthyroïdie :
    - Maladie de Basedow
    - Goitre multi-hétéro-nodulaire toxique
    - Hyperthyroïdie iatrogène
    - Thyroïdite subaigüe de De Quervain
  - Goitre avec hypothyroïdie :
    - Thyroïdite d'Hashimoto
    - Carence en iode
    - Hypothyroïdie iatrogène
    - Cause congénitale (trouble de l'hormono-synthèse)
  - Goitre avec euthyroïdie
- Diagnostic d'un goitre
  - Interrogatoire : idem nodule
  - Examen physique :
    - Local : tuméfaction cervicale antérieure qui ascensionne à la déglutition. Rechercher limites, taille, consistance, homogénéité, sensibilité, mobilité, souffle, nodules associés.
    - Régional : signes de compression, adénopathies
    - Général
  - Classification des goitres :
    - Stade 0A : pas de goitre
    - Stade 0B : goitre palpable, non visible
    - Stade 1 : goitre visible sur un cou en extension
    - Stade 2 : goitre visible à distance
  - Examens complémentaires :
    - 3 systématiques : TSH, anticorps anti-TPO si hypothyroïdie/TRAK si hyperthyroïdie, échographie thyroïdienne
    - Scintigraphie à l'iode 123 si hyperthyroïdie
    - Radiographie de thorax ou cervicale, scanner, IRM cervicothoracique devant des signes de compression, un goitre plongeant.
- Goitre simple = hypertrophie de la thyroïde, bénigne non inflammatoire, sans dysthyroïdie.
  - Facteurs favorisants : facteurs génétiques, aliments riches en thiocyanates (choux, manioc, rutabaga), tabac, sexe féminin, carence iodée, médicaments (lithium, OP'DDD)
  - Clinique : pas de syndrome de thyrotoxicose ni d'insuffisance thyroïdienne. Goitre diffus, élastique, homogène, indolore, non compressif, pas de souffle
  - Paraclinique : bilan hormonal normal, auto-anticorps négatifs, échographie et scintigraphie thyroïdienne sans anomalies.
  - Evolution en 4 stades :
    - Goitre homogène (adolescents, adultes jeunes)
    - Goitre pauci-nodulaire puis multi-nodulaire asymptomatiques (20-40 ans)
    - Goitre multi-nodulaire asymptomatique puis symptomatique (30-60 ans)
    - Goitre multi-nodulaire compliqué (>50 ans)
  - Complications :
    - Hyperthyroïdie : Basedow ou goitre multi-hétéro-nodulaire toxique
    - Inflammation= stumite

    - Hématocèle
    - Compression insidieuse
- Traitement :
    - Eradication des facteurs favorisants
    - Supplémentation iodée, traitement par L-T4 pour freiner la TSH si goitre homogène
    - Traitement chirurgical ou IRA-thérapie si goitre nodulaire symptomatique ou compliqué
    - Surveillance clinique + échographie + TSH 1*/an

Notes personnelles

CANCERS THYROIDIENS 241

CANCERS EPITHELIAUX

Papillaires	Vésiculaires
• <u>Fréquence</u> = 70% • <u>Lésion</u> : végétation papillaire non encapsulée, très différenciée, microcalcifications • <u>Extension</u> : lymphatique donc adénopathies. Métastases tardives osseuses et pulmonaires • <u>Tableau</u> : sujet jeune, hommes>femmes, nodule isolé, adénopathies cervicales	• <u>Fréquence</u> : 15% • <u>Lésion</u> : encapsulée • <u>Extension</u> : hématogène, donc peu d'adénopathie mais métastases osseuses fréquentes • <u>Tableau</u> : sujet âgé, hommes>femmes, nodule isolé, métastases.

- Facteurs étiologiques : irradiation cervicale antérieure dans l'enfance ou dans l'adolescence, environnement iodé (apport iodé : cancers papillaires, carence iodée : cancers vésiculaires), facteurs génétiques.
- Arguments en faveur de la malignité :
  - Cliniques :
    - Terrain : âges extrêmes (<20 ans, >60 ans), hommes>femmes
    - Antécédents d'irradiation cervicale externe, polypose colique familiale, antécédents familiaux de cancer thyroïdien
    - Signes locaux : nodule d'apparition récente, évolutif, dur/pierreux, adhérent/fixé, limites irrégulières (schéma daté signé)
    - Signes régionaux de compression (3D)
    - Signes généraux : adénopathies cervicales, métastases.
  - Paracliniques :
    - Bilan thyroïdien normal
    - Echographie = examen de référence pour guider les ponctions. Nodule hypoéchogène tissulaire avec microcalcifications, plus large que haut, contours flous, vascularisé, adénopathies.
    - Cytoponction à l'aiguille fine ou microbiopsies
    - Scintigraphie thyroïdienne : nodule froid le plus souvent
    - Radiographie/TDM/IRM cervicothoracique si signes de compression.
- Bilan d'extension
  - Local : clinique + échographie
  - Régional : recherche d'adénopathies avec clinique + échographie, recherche de compression
  - Général :
    - Métastases pulmonaires : radiographie/TDM thoracique
    - Métastases osseuses : clinique + radiographies du squelette
- Bilan préthérapeutique avant cervicotomie exploratrice dont **bilan phosphocalcique car risque de lésions des parathyroïdes pendant la chirurgie.**

- Traitement :
  - Chirurgical : thyroïdectomie et curage ganglionnaire
    - Complications de la chirurgie cervicale : cf. chapitre hyperthyroïdie
  - Risque de récidive :
    - Faible si les 4 critères suivants sont réunis : microcarcinome < 1 cm, N0, M0 + type papillaire + unifocal + thyroïdectomie totale.
    - Elevé si au moins 1 critère parmi : > 4 cm et/ou N1 et/ou M1 ; type histologique défavorable ; multifocal ; chirurgie incomplète
  - Radiothérapie métabolique à l'iode 131 (IRA-thérapie)= totalisation isotopique, si sujet à haut risque de récidive.
    - Contre indiqué si grossesse ou allaitement
    - Sous stimulation maximale du tissu thyroïdien (TSH élevée) : injection de TSH recombinante.
  - Hormonothérapie substitutive et frénatrice à vie (car TSH= facteur de croissance)
  - Surveillance : examen clinique + TSH, dosage de la thyroglobuline (couplé au dosage des anticorps anti-thyroglobuline) pour la détection précoce des récidives, échographie thyroïdienne, scintigraphie, cytoponction, PET-scan...

CANCER MEDULLAIRE DE LA THYROÏDE (CMT)

- Dérive des cellules C, sécrète de la calcitonine et de l'ACE, à l'origine de bouffées vasomotrices et de diarrhées motrices et pouvant servir de marqueurs tumoraux.
- Fréquence= 7-10%
- Extension hématogène et lymphatique avec adénopathies, métastases hépatiques, osseuses, pulmonaires, cérébrales.
- Arguments :
  - Cliniques :
    - Terrain : quel que soit l'âge, mutation de RET, NEM2
    - Antécédents personnels ou familiaux de NEM2
    - A consigner sur un schéma daté signé : idem que pour les cancers épithéliaux mais spécifique du CMT : sensible, situé à l'union 1/3 supérieur-1/3 moyen, diarrhées motrices et flush, signes de NEM2
  - Paracliniques : idem que pour les cancers épithéliaux + dosage des marqueurs tumoraux = calcitonine de base (ACE et calcitonine après stimulation par la pentagastrine obsolètes)
- Bilan d'extension : idem que pour les cancers épithéliaux + recherche de métastases hépatiques (échographie hépatique et bilan hépatique complet) + **recherche d'une mutation du proto-oncogène RET et d'une NEM2.**

- Bilan spécifique : proto-oncogène RET et NEM2 :

Cancer médullaire de la thyroïde | Phéochromocytome | Hyperparathyroïdie primitive

↓

Recherche de la mutation du proto-oncogène RET après consentement éclairé

↓

Recherche des 3 éléments de la NEM 2a :
- Antécédents familiaux (NEM, phéochromocytome, cancer médullaire de la thyroïde, hyperparathyroïdie)
- Triade clinique du phéochromocytome, métanéphrines, normétanéphrines urinaires des 24h
- Bilan phosphocalcique, PTH
- Calcitonine de base

↓

Enquête génétique familiale :
- Arbre généalogique à partir du cas
- Recherche de la mutation de RET
- Après consentement éclairé

- Traitement : **éliminer un phéochromocytome** surtout si le patient est porteur d'une NEM2
  - Traitement chirurgical : thyroïdectomie totale + curage ganglionnaire APRES TRAITEMENT D'UN PHEOCHROMOCYTOME
  - Hormonothérapie uniquement substitutive (cancer insensible à la TSH)
  - Surveillance : clinique, calcitonine, TSH, NEM2

ARGUMENTS EVOCATEURS D'UN CANCER THYROÏDIEN DEVANT UN NODULE ISOLE

- Sexe masculin
- Ages extrêmes
- Antécédents personnels d'irradiation cervicale, de polypose colique, de pathologies appartenant à la NEM2
- Antécédents familiaux de cancer thyroïdien/NEM2
- Nodule dur, fixé, isolé, sensible, d'apparition récente, évolutif
- Signes de compression, paralysie récurrentielle
- Adénopathies, métastases, diarrhées motrices, flush
- Echographie : nodule tissulaire, hypoéchogène, vascularisé, contours flous, microcalcifications

Notes personnelles

HYPOGLYCEMIE

206

- **Hypoglycémie = glycémie veineuse < 0.5 g/L (2.8 mmol/L)**

SIGNES CLINIQUES DE L'HYPOGLYCEMIE

- **Tout patient consultant aux urgences est hypoglycémique jusqu'à preuve du contraire.**
- 3 tableaux de gravité croissante : syndrome neurovégétatif, syndrome neuroglucopénique, coma hypoglycémique.
- Syndrome neurovégétatif :
  - Peut être absent dans 3 circonstances : prise de bêta-bloquants, hypoglycémies à répétition, neuropathie végétative diabétique
  - Signes adrénergiques : pâleur, anxiété, irritabilité, tremblements, palpitations, tachycardie voire angor, faim douloureuse, sueurs. Jamais de manifestations neurologiques objectives.
- Syndrome neuroglucopénique (à évoquer devant tout syndrome neurologique aigu) :
  - Signes généraux : céphalées, asthénie
  - Signes moteurs : ophtalmoplégie avec diplopie et troubles de l'accommodation, hémiplégie transitoire
  - Signes sensitifs : paresthésies chéilo-orales
  - Crise comitiale généralisée
  - Syndrome confusionnel, coma hypoglycémique au maximum
- Coma hypoglycémique avec sueurs profuses, signe de Babinski bilatéral, pouvant être entrecoupé de crises convulsives, sans signes de localisation, réversible rapidement après resucrage.

ETIOLOGIES DES HYPOGLYCEMIES

- Hypoglycémies fonctionnelles :
  - Après chirurgie digestive (gastrectomie, gastro-entérostomie, gastro-jéjunostomie) : accélération de la vidange gastrique avec absorption trop rapide de glucose et pic insulinique précoce
  - Idiopathiques ou fonctionnelles :
    - Survient en post-prandial tardif, tableau neurovégétatif mineur jamais neuroglucopénique, souvent chez un sujet anxieux. Glycémie capillaire ou veineuse normale
    - Mesures thérapeutiques non consensuelles : fractionnement des repas, arrêt de l'alcool, régime avec aliments à index glycémique bas, prise en charge psychologique, bêta-bloquants, inhibiteurs de l'alpha-glucosidase.
- Hypoglycémies iatrogènes :
  - Alcool
  - Médicaments du diabète (insulinosécréteurs et insuline)
  - Quinine
  - Bêta-bloquants à forte dose

- AINS et aspirine

- Hypoglycémies organiques (tableaux cliniques beaucoup plus graves) :
  - Avec hyperinsulinisme :
    - Insulinome (adénome des cellules bêta de Langerhans), bénin ou malin. Peut s'intégrer dans une NEM1
    - Hyperinsulinisme du nouveau-né de mère diabétique
  - Sans hyperinsulinisme : Insuffisance hépatocellulaire sévère, insuffisance surrénale, insuffisance antéhypophysaire, tumeur extra-pancréatique sécrétrice d'IGF-2, dénutrition sévère, hypoglycémie auto-immunes.

DIAGNOSTIC POSITIF ET CONDUITE A TENIR EN URGENCE

- Diagnostic positif :
  - Si on assiste au malaise : mesurer la glycémie capillaire, à confirmer par une glycémie veineuse, disparition des troubles après resucrage PO ou IV
  - En dehors des malaises, importance de l'interrogatoire : faire décrire le malaise avec circonstances, horaire, évolution après resucrage.
- Deux diagnostics différentiels (glycémie normale) : malaise vagal, attaque de panique
- Conduite à tenir en urgence :
  - Sur un patient calme et conscient : 10-20g de sucre PO ou boisson sucrée puis glucide à index glycémique faible (pain) pour prévenir un nouveau malaise
  - Sur un patient conscient mais confus ou agité :
    - Injection IM ou SC de glucagon. **2 contre-indications : hypoglycémie sous sulfamides hypoglycémiants, hypoglycémie alcoolique**
    - Glucose PO ou IV
  - Sur un patient inconscient :
    - Mise en condition générale
    - Injection IVD de glucosé à 30% (G30) puis perfusion de G10 pour maintenir une glycémie autour de 2g/L
    - Eliminer une autre cause de coma
    - Hospitalisation pour bilan et prise en charge
- Dans les cas 2 et 3, dans les 24h : arrêt des facteurs aggravants, perfusion de G10 (objectif glycémique= 1.5g/L), 4-6 repas/jour, surveillance glycémie capillaire rapprochée.

DIAGNOSTIC ETIOLOGIQUE

- Interrogatoire (pour éliminer une hypoglycémie iatrogène ou une cause évidente) : antécédents personnels et familiaux de diabète, endocrinopathies, hépatopathies, NEM, prise de médicaments, alcool, horaire des repas
- Une fois l'hypoglycémie iatrogène éliminée, déterminer si l'hypoglycémie est fonctionnelle ou organique :
  - La classique triade de Whipple est évocatrice d'une hypoglycémie organique : glycémie à jeun <0.5 g/L + syndrome neuroglucopénique majeur à jeun + disparition des signes après resucrage

Organique	Fonctionnelle
• Terrain : prise de poids récente, NEM1 • Survenue : à jeun • Tableau clinique : syndrome neuroglucopénique ou coma hypoglycémique, aggravation des épisodes avec le temps • Glycémies - A jeun : basses - Pendant le malaise : effondrées	• Terrain : anxiété, ancienneté du trouble • Survenue : jamais lors du jeûne, en post-prandial • Tableau clinique : syndrome neurovégétatif sans syndrome neuroglucopénique • Glycémies - A jeun : normales - Pendant le malaise : normales ou modérément diminuées

- Pour trancher entre fonctionnel et organique + orienter sur l'étiologie : **l'épreuve de jeûne**
  - Technique :
    - Hospitalisation en endocrinologie
    - Mise en conditions : VVP avec poche de G10 prête à être perfusée, informer le patient
    - Bilan initial : glycémie capillaire et veineuse, insulinémie, peptide C (reflet de la sécrétion endogène d'insuline)
    - Maintenir le patient à jeun pendant 72h sous surveillance clinique constante.
    - Les 3 dosages du bilan initial seront réalisés toutes les 4h, en cas de malaise, et en cas de glycémie capillaire <0.5g/L
    - L'épreuve doit être arrêtée avant les 72h en cas de malaise sévère après un dernier dosage.
  - Résultats :
    - Hypoglycémie fonctionnelle si l'épreuve est bien supportée et les dosages montrent un bilan insulinique adapté au jeûne avec insulinémie et peptide C effondrés.
    - Hypoglycémie organique si l'épreuve est mal supportée et les dosages montrent un bilan insulinique perturbé.
- A priori il s'agit d'un insulinome :
  - Arguments de suspicion : hypoglycémies organiques à répétition, argument de fréquence, NEM1
  - Confirmation de l'hypersécrétion : épreuve de jeûne mal supportée avec glycémie effondrée, insulinémie et peptide C élevés, dosage des sulfamides hypoglycémiants négatif
  - Repérage de l'insulinome par des examens de sensibilité croissante : échographie pancréatique, écho-endoscopie pancréatique, scanner ou IRM abdominale, octréoscanner, dosage étagé de l'insuline dans les veines efférentes du pancréas, exploration chirurgicale.
  - Traitement : exérèse chirurgicale de l'adénome avec examen anatomopathologique de la pièce, surveillance régulière, recherche d'une NEM1 chez le patient et l'entourage
- A priori il s'agit d'une cause iatrogène cachée :
  - Prise cachée de sulfamides hypoglycémiants : l'épreuve de jeûne montre un bilan insulinique identique à celui de l'insulinome, le dosage des sulfamides hypoglycémiants dans le sang et les urines est positif.
  - Prise cachée d'insuline : l'épreuve de jeûne est mal tolérée et montre un bilan insulinique caractéristique avec glycémie effondrée, insulinémie élevée et peptide C effondré.

Notes personnelles

LE DIABETE : GENERALITES

233

- **Définitions : sur 2 dosages de la glycémie veineuse à quelques jours d'intervalle, à jeun, hors stress :**
    - **Normale : glycémie <1.10 g/L**
    - **Intolérance au glucose : glycémie=1.10-1.26g/L**
    - **Diabète : glycémie >1.26g/l**
- Classification des diabètes :
    - Diabète de type 1 :
        - Par insulinopénie
        - Maladie auto-immune : prédisposition génétique et facteurs environnementaux. Peut s'intégrer dans une polyendocrinopathie auto-immune
        - Sujets jeunes, adolescents
    - Diabète de type 2 :
        - Par insulinorésistance +/- insulinopénie
        - Sujets d'âge mûr
        - Facteurs génétiques, métaboliques et environnementaux (obésité androïde, sédentarité)
        - S'intègre souvent dans un syndrome métabolique
        - Facteur de risque cardiovasculaire
    - Diabètes secondaires :
        - Pathologies pancréatiques : pancréatite chronique calcifiante, pancréatite aiguë, cancer du pancréas, pancréatectomie, mucoviscidose
        - Pathologies hépatiques : hémochromatose, cirrhose
        - Pathologies endocriniennes : hyperthyroïdie, hypercorticisme, hyperaldostéronisme, phéochromocytome, acromégalie
        - Pathologies génétiques : MODY, trisomie 21, syndrome de Turner, syndrome de Klinefelter
        - **Iatrogénie** : corticoïdes, œstrogènes, bêtamimétiques
    - Diabète gestationnel

DIABETE DE TYPE 1 (D1)

- Circonstances de découverte :
    - **SYNDROME CARDINAL : POLYURO-POLYDIPSIE + ASTHENIE + AMAIGRISSEMENT AVEC POLYPHAGIE PARADOXALE**
    - Examen systématique : bandelette urinaire (BU), glycémie
    - Cétoacidose diabétique
    - Chez l'enfant :
        - Douleurs abdominales, vomissements, difficultés scolaires, infections récidivantes
        - Tout enfant qui se lève la nuit pour uriner
        - Tout enfant qui présente une énurésie nocturne secondaire
        - Tout enfant déshydraté avec diurèse conservée

- Bilan complet au diagnostic de D1 :
  - Affirmer le diabète : glycémie veineuse sur 2 dosages :
    - Syndrome cardinal + glycémie veineuse >2g/L ou
    - Glycémie à jeun veineuse >1.26g/L ou
    - Glycémie veineuse >2g/L 2h après la prise de 75g de glucose PO
  - Evaluer son importance : HbA1c
  - Rechercher des signes de gravité – décompensation acidocétosique : BU, gaz du sang-lactates
  - Recherche d'une cause de décompensation du diabète :
    - Infection : radiographie de thorax, CRP, BU/ECBU
    - Syndrome coronarien aigu : ECG, troponine
  - Affirmer le type 1 :
    - Suspecté devant : sujet jeune, poids normal, maladie auto-immune, signes d'insulinopénie (syndrome cardinal, cétoacidose), pas de complications dégénératives
    - Anticorps anti-îlots – anti-GAD – anti-IA2 – anti-insuline
  - Eliminer une cause secondaire:
    - Hémochromatose: fer, ferritinémie, coefficient de saturation de la transferrine
    - Hyperthyroïdie : TSH
    - Cancer du pancréas si âge>50 ans : échographie pancréatique
  - Recherche de comorbidités : polyendocrinopathies auto-immunes
    - Insuffisance surrénale : ionogramme, cortisolémie à 8h, test au SYNACTENE®
    - Dysthyroïdie : TSH
    - Maladie de Biermer : NFS
  - Bilan de base des complications dégénératives (il sera normal) :
    - Métaboliques : bilan lipidique
    - Cardiovasculaires : ECG
    - Ophtalmologiques : examen clinique avec FO, +/- angiographie à la fluorescéine
    - Rénales : BU, ionogramme sanguin, urée, créatininémie, clairance à la créatinine, microalbuminurie, protéinurie des 24h
    - Infectieuses : consultation de stomatologie, panoramique dentaire

DIABETE DE TYPE 2 (D2)

- Circonstances de découverte :
  - Fortuite le plus souvent
  - Complications spécifiques ou non, bilan de facteurs de risque cardiovasculaire
- Diagnostic du diabète de type 2 :
  - Terrain : surpoids, âge mur
  - Antécédents familiaux de diabète de type 2, d'intolérance au glucose, de diabète gestationnel
  - Antécédents personnels d'intolérance au glucose, de diabète gestationnel, de syndrome des ovaires polykystiques (SOPK)
  - Eléments du syndrome métabolique : hypertriglycéridémie ou dyslipidémie mixte avec HDL abaissé, HTA, obésité androïde
  - Pas de signes d'insulinopénie (syndrome cardinal, cétoacidose)
  - Présence de complications dégénératives du diabète
  - Retard diagnostique fréquent

DIABETE : TRAITEMENTS

233

TRAITEMENTS COMMUNS AUX DEUX TYPES

- Prise en charge multidisciplinaire
- Règles hygiéno-diététiques
  - En 1ère intention dans le D2
  - Alimentation :
    - Consultation avec une diététicienne
    - Hypocalorique chez les D2 en surpoids, apports sodés modérés à 4g/jour chez le D2
    - Eviter les hauts indices glycémiques, les boissons sucrées, les repas exclusivement glucidiques, l'alcool (qui est calorique et hypoglycémiant)
  - Hygiène de vie :
    - Activité physique régulière, 45 min *3/semaine, après avis médical avec adaptation des apports de glucides et d'insuline avant et jusqu'à 12h après
    - Arrêt du TABAC
    - Règles spécifiques : pieds, infections urinaires et risque cardiovasculaire (voir infra)
- Prévention et traitement des complications
- **EDUCATION :**
  - Diététique et hygiène de vie
  - Circonstances, signes et conduite à tenir en cas d'urgence
  - Carte de diabétique à porter sur soi
  - Carnet de suivi des glycémies
  - A VIE
  - Injections, règles de maniement et d'autocontrôle
  - Surveillance et autosurveillance
- Mesures psychologiques et sociales : soutien psychologique, associations, prise en charge à 100%
- Surveillance trimestrielle :
  - Surveillance de l'équilibre du diabète :
    - Interrogatoire : hypoglycémies, cétose, déséquilibre, mode de vie, observance
    - Carnet d'autosurveillance
    - Poids
    - Présence de lipodystrophies
    - Hémoglobine glyquée = HbA1c (contrôle glycémique des 3 mois précédant)
  - Recherche de complications :
    - Vasculaires : examen cardiovasculaire, tension artérielle, recherche d'hypotension orthostatique
    - Infectieuses : pieds, cutanées, neurologiques, vasculaires, urologiques (ECBU)
    - Rénales : BU
    - Neurologiques : examen neurologique + appareils touchés par la neuropathie végétative
  - Mise à jour de l'éducation : observance, désir de procréation, contraception
- Tous les ans : bilan de choc :
  - Surveillance de l'équilibre du diabète : idem + glycémie à jeun

- Recherche de complications :
  - Rénales : examen clinique, créatininémie et calcul de la clairance à la créatinine, recherche de protéinurie à la BU et recherche d'une microalbuminurie si la BU est négative et dosage de la protéinurie des 24h si elle est positive
  - Ophtalmologiques : examen clinique bilatéral et comparatif dont fond d'œil, angiographie à la fluorescéine
  - Neurologiques : examen clinique complet +/- EMG
  - Cardiovasculaires : examen complet, recherche d'hypotension orthostatique, ECG de repos, mesure de l'indice de pression systolique (IPS) +/- échodoppler des troncs supra-aortiques et des membres inférieurs +/- ECG d'effort ou scintigraphie myocardique, bilan lipidique complet, évaluation du tabagisme
  - Des pieds : examen cutané (hyperkératose, plaies, intertrigos), neurologique (test au monofilament et au diapason, réflexes), vasculaire (température cutanée, aspect, pouls, IPS), morphologique (déformations, appuis anormaux), chaussage
  - Infectieuses : examen cutané complet, stomatologique avec panoramique dentaire, urogénital et gynécologique, respiratoire et radiographie de thorax
- Mise à jour de l'éducation
- Indications du dépistage de l'ischémie myocardique silencieuse :
  - Pour les D1 : âge > 45 ans ou évolution > 15 ans et 2 autres facteurs de risque cardiovasculaire
  - Pour les D2 : âge > 60 ans ou évolution > 10 ans ou microalbuminurie et 1 autre facteur de risque cardiovasculaire
  - Pour tous les diabétiques ayant 1 artériopathie oblitérante des membres inférieurs ou AVC ou macroprotéinurie ou reprise du sport chez une sédentaire de plus de 45 ans.

TRAITEMENT DU D1 : INSULINOTHERAPIE

- Objectifs :
  - Glycémie à jeun : 0.8-1.2 g/L
  - Glycémie post-prandiale : 1.2-1.6 g/L
  - Réduire au maximum le nombre d'hypoglycémies
  - HbA1c < 7-7.5%
- Produits :
  - Ultrarapides : HUMALOG®, NOVORAPID®
  - Rapides : ACTRAPID®
  - Semi-lentes : NPH®
  - Lentes : LANTUS®, LEVEMIR®
  - Mélanges
- Mise en route de l'insulinothérapie en hospitalisation en diabétologie, après bilan complet, éducation, adaptation des doses
- Schémas basal/bolus : taux basal de lentes ou semi-lentes à heure fixe + bolus de rapides au moment des repas, ou pompe à insuline
- Education :
  - But= autonomie
  - Carnet de surveillance
  - Trousse du diabétique

  - Technique d'injection de l'insuline : horaire, dose, site d'injection (rapidité d'absorption : bras>abdomen>cuisse>dos), voie sous cutanée profonde stricte, variation des sites pour prévenir les lipodystrophies.
  - Autosurveillance glycémique : glycémie capillaire au minimum 3*/jour, BU dès que glycémie>2g/L à la recherche d'une glycosurie ou d'une cétonurie
  - Facteurs physiologiques de variation de la glycémie : alimentation, activité physique, dose d'insuline
  - Autocontrôle= adaptation des doses d'insuline par méthode compensatoire ou anticipatoire
  - Conduite à tenir en cas d'urgence
- Conduite à tenir en cas d'urgence :
  - Hypoglycémies : cf. complications aiguës
  - Hyperglycémie : si >2g/L, faire une BU pour rechercher une cétose
  - Cétose :
    - Cétose modérée sans glycosurie ni hyperglycémie= cétose de jeûne. Augmenter la ration lipidique
    - Cétose importante, glycosurie, hyperglycémie= insulinopénie= début d'acidocétose. Injecter une dose d'insuline, contrôler la glycémie capillaire et la BU 2-3h après, après 2-3 tentatives infructueuses, consulter en urgence
  - Jeûne/vomissements : ne pas arrêter l'insuline, risque d'acidocétose
    - Maintien à domicile : dose habituelle de lente et moins de rapides, boissons sucrées, traitement antiémétique, intensifier les glycémies capillaires et les BU
    - Ou hospitalisation : perfusion de G10
- Facteurs de déséquilibre du diabète :
  - Erreurs liées à l'insulinothérapie :
    - Injection dans une lipodystrophie
    - Erreur dans la technique d'injection
    - Erreur dans l'adaptation des doses
  - Erreurs diététiques
  - Erreurs dans l'éducation et facteurs psychologiques liés à la peur
    - Des hypoglycémies
    - De grossir
    - De la maladie
  - Complications et comorbidités
    - Gastroparésie de la neuropathie végétative
    - Maladie intercurrente : infection, syndrome coronarien aigu, cancer
    - Maladie auto-immune : hyperthyroïdie, maladie cœliaque
  - Grossesse

ORDONNANCE TYPE DU PATIENT D1

- Bizone, ALD
- Nom, prénom, âge du patient
- Identité du médecin, date, signature, cachet
- Insuline lente :
  - Nom de l'insuline, dose, horaire des injections
- Insuline rapide :
  - Nom de l'insuline, ne pas préciser la dose, horaire des injections

- Exemple : NOVORAPID FLEXPEN® matin, midi et soir
- Stylo jetable ou aiguilles adaptées au stylo, nombre d'injections quotidiennes
  - Exemple : aiguilles BD microfines 4/jour
- Lancette adaptées à l'autopiqueur, nombre de contrôles quotidiens
  - Exemple : lancettes pour Accu-check, 6 autocontrôles/jour
- Bandelettes pour lecteur glycémique, nombre de contrôles quotidiens
  - Exemple : bandelette pour lecteur One Touch®, 6 autocontrôles/jour
- Bandelettes urinaires, exemple : keto DIASTIX®, 1 flacon
- Coton hydrophile, alcool à 70°
- Sur la première ordonnance :
  - Autopiqueur Accu Check
  - Lecteur de glycémie One Touch Ultra
  - Glucagen® kit : 1 ampoule de 1 mg avec une seringue de 5 ml er une aiguille IM
- QSP 1 mois, à renouveler 3 fois

TRAITEMENT DU D2 : LES ANTIDIABETIQUES ORAUX = ADO

- A n'instaurer qu'après échec des règles hygiéno-diététiques pendant 6 mois
- Ne jamais instaurer 2 molécules d'une même classe
- Traitements insulino-sensibilisateurs (ne provoquent jamais d'hypoglycémies à eux seuls):

Biguanides	Glitazones
• Metformine GLUCOPHAGE®, STAGID® • <u>Indications</u> : en 1ère intention dès la monothérapie, à conserver si bi ou trithérapie • <u>Contre-indications</u> : - Grossesse, allaitement, allergie - Sujet âgé > 80 ans, insuffisance rénale ou hépatique sévère - Hypoxie : insuffisance respiratoire, insuffisance cardiaque aiguë, infection aiguë - **Produit de contraste iodé et anesthésie générale** • <u>Effets indésirables</u> : - Allergie, hépatite, troubles hématologiques - **Acidose lactique**, gravissime si non respect des contre-indications - Diarrhée • **<u>EDUCATION</u> : situations à risque où l'arrêt des biguanides est indispensable** (arrêt la veille au soir, reprise à H48)	• ACTOS®, AVANDIA® • <u>Indications</u> : en bi ou trithérapie • <u>Contre-indications</u> : - Grossesse, allaitement, allergie - Insuffisance cardiaque - Insuffisance hépatique • <u>Effets indésirables</u> : - Allergie, troubles hématologiques - Prise de poids - Rétention hydro-sodée et risque de décompensation d'une insuffisance cardiaque - Toxicité hépatique : arrêt du traitement si cytolyse > 3N - Déséquilibre du bilan lipidique

- Traitements insulinosécréteurs (**risque d'HYPOGLYCEMIES**) :

Sulfamides hypoglycémiants	Glinides	Insulinosécréteurs sans risque d'hypoglycémies
• Inutiles en cas de déficit sévère d'insulino-sécrétion • DIAMICRON®, AMAREL®, DAONIL® • Indications : en monothérapie en cas de résistance aux biguanides, ou en 1ère intention si patient mince • Contre-indications : - Grossesse, allaitement, allergie - Sujet âgé, insuffisance rénale ou hépatique - Médicaments liés à l'albumine (risque de surdosage) : « SADAM » : Sulfamides (BACTRIM®), AVK, Diurétiques, AINS, Miconazole • Effets indésirables : - Allergies, hépatites, troubles hématologiques - HYPOGLYCEMIES. Toujours rechercher un facteur déclenchant - Prise de poids • **EDUCATION : interdire l'automédication et remettre la liste des médicaments contre-indiqués**	• NOVONORM® • Indications : idem sulfamides hypoglycémiants mais utilisables chez le sujet âgé et l'insuffisant rénal • Contre-indications : grossesse, allaitement, insuffisance hépatique • Effets-indésirables : - Allergie, hépatite, troubles hématologiques - Hypoglycémies moins sévères. Rechercher un facteur déclenchant	• Inhibiteurs des DPP-4 : JANUVIA®, XELEVIA® • Agonistes du GLP-1 : BYETTA® • Indications : bithérapie en cas d'inefficacité de la Metformine seule • Contre-indications : grossesse, allaitement, insuffisance rénale ou hépatique sévère • Effets-indésirables : - Allergies, hépatite, troubles hématologiques - Troubles digestifs temporaires - Infections des voies respiratoires hautes

- Les inhibiteurs des alpha-glucosidases :
  - GLUCOR®, DIASTABOL®
  - Indications : en monothérapie en 2ème intention en cas d'intolérance à la Metformine ou en 1ère intention si l'hyperglycémie est essentiellement post-prandiale
  - Pas de contre-indications
  - Effets indésirables : digestifs (flatulences) : prendre le comprimé avec la 1ère bouchée du repas
- L'insulinothérapie :
  - Quand le déficit d'insulino-sécrétion est maximum
  - Traitement mixte ADO-insuline possible

- Indications temporaires :
    - Accident aigu intercurrent
    - Chirurgie
    - Grossesse
    - Contre-indication aux ADO
- Objectifs idéaux de traitement du D2 :
  - Règles hygiéno-diététiques (RHD):
    - Perte de poids de 5-10%
    - Activité physique : 45 min *3/semaine
  - Normalisation glycémique : objectifs d'HbA1c :
    - <6% si traitement par RHD seules
    - <6.5% en mono ou bithérapie
    - <7% en trithérapie ou si insulinothérapie
  - Arrêt du tabac
  - Objectif de LDLc en prévention primaire. PAS de statine en 1ère intention
    - <1.9 g/L si pas de facteur de risque additionnel, pas de microangiopathie, évolution <5 ans
    - <1.6 g/L si 1 facteur de risque additionnel
    - <1.3 g/L si 2 facteurs de risque additionnels
  - Objectif de LDLc en prévention secondaire ou équivalent (antécédents cardiovasculaires, protéinurie >0.3g/24h, clairance à la créatinine <60 ml/min, évolution du diabète >10 ans) = 1g/L. Statine en 1ère intention
  - Tension artérielle <130/80 mmHg. Traitement médicamenteux en 1ère intention

LE DIABETE : LES COMPLICATIONS CHRONIQUES 233

- Classification :
    - Microangiopathie diabétique :
        - Rétinopathie diabétique : 95% des D1 et 50% des D2 au bout de 15 ans d'évolution du diabète
        - Néphropathie diabétique : 30% des D1 et 20% des D2 au bout de 15 ans d'évolution du diabète
        - Neuropathie diabétique
    - Microangiopathie diabétique : plaques d'athérome +/- médiacalcose
    - Susceptibilité aux infections (de plus les infections déséquilibrent le diabète)
- 6 sites atteints :
    - Œil
    - Rein et voies urinaires
    - Système nerveux
    - Cœur et vaisseaux
    - Pied
    - Sites infectieux

COMPLICATIONS OPHTALMOLOGIQUES

- Rétinopathie diabétique : 1ère cause de cécité en France chez les moins de 65 ans. Fonction visuelle longtemps conservée.
    - Diagnostic :
        - Examen ophtalmologique complet bilatéral et comparatif : acuité visuelle (AV) de loin et de près (longtemps normale), examen à la lampe à fente, tonométrie, FO avec dilatation
        - Angiographie à la fluorescéine (examen de référence) : dès la découverte d'un D2, après 5 ans d'évolution d'un D1
    - Classification :
        - **Stade I : pas de rétinopathie diabétique**
        - **Stade II : rétinopathie diabétique non proliférante minime** : microanévrysmes (1ères lésions à apparaître)
        - **Stade III : rétinopathie diabétique non proliférante modérée** : microanévrysmes, exsudats secs, nodules cotonneux, hémorragies rétiniennes punctiformes.
        - **Stade IV : rétinopathie diabétique non proliférante = rétinopathie diabétique préproliférante** : règle du 421 = hémorragies rétiniennes étendues dans les 4 quadrants, modifications veineuses dans au moins 2 quadrants, anomalies microvasculaires intrarétiniennes (AMIR) dans au moins 1 quadrant
        - **Stade V : rétinopathie diabétique proliférante** : altération visuelle avec néovascularisation pré-rétinienne, pré-papillaire, irienne
        - **Rétinopathie diabétique proliférante compliquée** : hémorragie intravitréenne, décollement de rétine par traction, glaucome néovasculaire
        - **Maculopathie** : œdémateuse (diffuse ou focale, cystoïde ou non), ischémique

- 5 facteurs aggravants : grossesse, puberté, hypertension artérielle, équilibration trop rapide du diabète, chirurgie de cataracte.
- Traitement préventif :
  - Multidisciplinaire
  - Equilibration **PROGRESSIVE** du diabète et de la tension artérielle
  - Prise en charge des facteurs de risque cardio-vasculaires
  - Surveillance du fond d'œil
- Traitement curatif :
  - Rétinopathie non proliférante sévère : Photocoagulation pan rétinienne au laser si facteurs de risque défavorables d'évolution de la rétinopathie diabétique (grossesse, mauvaise observance, pompe à insuline)
  - Rétinopathie diabétique proliférante : Photocoagulation pan rétinienne au laser en plusieurs séances espacées, en urgence si glaucome néovasculaire. Si échec, injections intra-vitréennes d'anti-VEGF
  - Maculopathie diabétique : laser avec photocoagulation périfovéolaire en quinconce si œdème focal, exsudats profonds, œdème diffus avec baisse d'acuité visuelle sévère et prolongée
  - Si rétinopathie diabétique proliférante compliquée d'hémorragie intravitréenne persistante à 1 mois ou décollement de rétine tractionnel : traitement chirurgical par vitrectomie

- Conjonctive et iris : hémorragies sous conjonctivales, dépigmentation épithéliale, myopathie irienne
- Glaucome chronique à angle ouvert
- Cataractes :
  - Banale
  - Diabétique : généralement bilatérale, sous-capsulaire postérieure. Toute cataracte doit faire rechercher un diabète.
- Nerfs oculomoteurs et optique
  - Paralysies oculomotrices : nerf III > VI > IV (mononeuropathie en 3 temps : prodromes= céphalée frontale bilatérale puis diplopie puis paralysie oculomotrice)
  - Neuropathie optique rétrobulbaire = NORB
  - Névrite optique ischémique antérieure aiguë = NOIAA. Eliminer une maladie de HORTON
- Infectieuses : blépharites, orgelets, chalazions, abcès du sourcil, dacryocystite, panophtalmies, endophtalmies
- Etiologies des baisses d'acuité visuelle chez un diabétique :
  - Rétinopathie diabétique : hémorragie intravitréenne, décollement de rétine, glaucome néovasculaire, maculopathie
  - Cataracte
  - Glaucome chronique à angle ouvert
  - NORB, NOIAA
  - Accident ischémique transitoire, occlusion de l'artère ou de la veine centrale de la rétine

COMPLICATIONS RENALES

- Néphropathie diabétique, glomérulaire :
  - Classification de Mogensen :
    - **Stade I : hyperfiltration glomérulaire** : asymptomatique. La taille des reins augmente. Réversible

- **Stade II : lésions histologiques** : asymptomatiques et réversibles
  - **Stade III : néphropathie diabétique incipiens** : Microalbuminurie permanente (30-300 mg/24h), HTA, réversible si traitement adapté
  - **Stade IV : néphropathie diabétique avérée :** Macroalbuminurie >300 mg/24h – syndrome néphrotique, HTA, pas d'hématurie, rétinopathie diabétique, irréversible (insuffisance rénale chronique dans les 5 ans, terminale dans les 10 ans)
  - **Stade V : insuffisance rénale chronique terminale**
- Devant un stade IV, critères permettant de se passer d'une ponction biopsie rénale, devant TOUS être réunis :
  - Diabète évoluant depuis plus de 5 ans
  - Macroprotéinurie voire syndrome néphrotique ayant précédé l'insuffisance rénale chronique
  - Pas d'hématurie
  - Reins de taille normale ou augmentée
  - HTA
  - Signes extra-rénaux : rétinopathie diabétique au FO et pas de signes en faveur d'une autre étiologie
- Traitement :
  - Celui de l'insuffisance rénale chronique + équilibre du diabète
  - Rechercher et traitement d'une sténose de l'artère rénale associée chez les D2
  - **Arrêt des ADO si insuffisance rénale chronique**
- Facteurs d'aggravation d'une insuffisance rénale chronique : médicaments néphrotoxiques, grossesse, uropathie obstructive, infection, auto-aggravation, HTA, protéinurie, décompensation cardiaque, hypovolémie

- Infections urinaires. Risque de pyélonéphrite chronique ou de nécrose papillaire et de néphropathie tubulo-interstitielle chronique.
- Néphropathie aux produits de contraste iodés (PCI). Conduite à tenir avant injection :
  - Remettre en question l'indication
  - Hospitalisation et surveillance
  - Arrêt des médicaments suivants : biguanides 48h avant, néphrotoxiques (AINS, aminosides), diurétiques, IEC
  - Bonne hydratation :
    - D2 avec fonction rénale normale : NaCl 0.9% 500cc en 3h+3h
    - D1 avec fonction rénale normale : ne pas arrêter l'insuline. G5 500cc avec 4g de NaCl en 3h+3h
    - D2 avec fonction rénale dégradée : NaCl 0.9% 1L 12h avant puis 500cc 3h après
    - D1 avec fonction rénale dégradée : G5 + NaCl 1L 12h avant puis 500cc 3h après
  - Surveillance diurèse et fonction rénale 48h, avant la reprise des médicaments

COMPLICATIONS NEUROLOGIQUES

- Multinévrites : syndrome neurogène périphérique à prédominance sensitive, brutal. Cruralgie, méralgie paresthésique, atteinte des nerfs crâniens. Régression en quelques mois
- Polynévrites : syndrome neurogène périphérique à prédominance nocturne. Syndrome sensitif prédominant, notamment troubles de la sensibilité thermo-algique (test au monofilament) et douleurs neurogènes, associé à des signes végétatifs et parfois moteurs. EMG inutile

- Neuropathie végétative **(jamais d'atteinte végétative dans la polynévrite alcoolique)**
  - Appareil digestif :
    - Parésie œsophagienne
    - Gastroparésie : risque d'hypoglycémies post-prandiales et d'hyperglycémie à distance des repas. Traitement pas accélérateurs de la vidange gastrique type PRIMPERAN®
    - Achlorhydrie
    - Diarrhée motrice post-prandiale et nocturne
  - Appareil uro-génital : dysfonction érectile et parésie vésicale
  - Appareil cardiovasculaire :
    - Hypotension orthostatique à rechercher systématiquement. Traitement par bas de contention, Fludrocortisone, Midodrine GUTRON®
    - Neuropathie autonome cardiaque : le syndrome neurovégétatif de l'hypoglycémie est supprimé + risque d'infarctus du myocarde silencieux
    - Instabilité vasomotrice des membres inférieurs
  - Glandes sudoripares
- Mal perforant plantaire du pied diabétique
- AVC ischémiques et hémorragiques
- Infections du système nerveux central

COMPLICATIONS VASCULAIRES : ATHEROSCLEROSE

- 1ère cause de décès
- Ischémie myocardique SILENCIEUSE : devant toute décompensation du diabète : faire un ECG et un cycle de troponine en urgence
- Objectifs idéaux de traitement du D2 :
  - Règles hygiéno-diététiques (RHD):
    - Perte de poids de 5-10%
    - Activité physique : 45 min *3/semaine
  - Normalisation glycémique : objectifs d'HbA1c :
    - <6% si traitement par RHD seules
    - <6.5% en mono ou bithérapie
    - <7% en trithérapie ou si insulinothérapie
  - Arrêt du tabac
  - Objectif de LDLc en prévention primaire. PAS de statine en 1ère intention
    - <1.9 g/L si pas de facteur de risque additionnel, pas de microangiopathie, évolution <5 ans
    - <1.6 g/L si 1 facteur de risque additionnel
    - <1.3 g/L si 2 facteurs de risque additionnels
  - Objectif de LDLc en prévention secondaire ou équivalent (antécédents cardiovasculaires, protéinurie >0.3g/24h, clairance à la créatinine <60 ml/min, évolution du diabète >10 ans) = 1g/L. Statine en 1ère intention
  - Tension artérielle <130/80 mmHg. Traitement médicamenteux en 1ère intention

PIED DIABETIQUE

- Démarche diagnostique :
  - Examen de la plaie et de l'état cutané : exploration complète avec excision des peaux mortes et ablation des corps étrangers
  - **Vérifier le statut antitétanique et vacciner si besoin**
  - Recherche d'une neuropathie = mal perforant plantaire
  - Recherche et quantification de l'ischémie (macroangiopathie) :
    - Examen cardiovasculaire complet
    - Mesure de l'IPS ou mesure transcutanée de la pression en oxygène
    - Doppler artériel des membres inférieurs
- Bilan complet de l'athérome
  - Recherche d'une infection et son extension :
    - Examen clinique : écoulement, odeur, contact osseux
    - Bilan inflammatoire et hémocultures
    - Recherche d'une ostéite : radiographies voire IRM ou scintigraphie osseuse
    - Prélèvements bactériologiques profonds
  - Rechercher d'un facteur traumatique : déformations, appuis anormaux, mauvaises habitudes de marche, examen des chaussures
- Traitement curatif :
  - Hospitalisation en diabétologie et bilan complet de la plaie et des facteurs du pied diabétique (neuropathie, ischémie, infection, traumatisme), du diabète
  - Traitement de l'ischémie en urgence :
    - Revascularisation en urgence : angioplastie transluminale pensant une artériographie, pontage chirurgical
    - HBPM à doses curatives
  - Traitement de l'infection :
    - Antibiothérapie en urgence : probabiliste, double, synergique, IV, après les prélèvements bactériologiques, secondairement adaptée, à bonne diffusion cutanée et osseuse, active contre les staphylocoques et les entérobactéries. 1 semaine si infection cutanée pure, 3 mois si ostéite
    - Traitement de la dénutrition
    - +/- débridement chirurgical
    - Parfois amputation en urgence
  - Traitement de la plaie :
    - Mise en décharge jusqu'à cicatrisation complète
    - Education
    - Débridement, désinfection, cicatrisation dirigée
    - Vaccination antitétanique
    - Prévention des complications de décubitus
  - Surveillance
- Dépistage et prévention :
  - Bilan régulier, équilibre du diabète
  - Examen régulier des pieds sur le plan neurologique, vasculaire, cutané, ostéoarticulaire
  - Prise en charge podologique :
    - Chaussage adapté
    - Pédicurie, ablation de l'hyperkératose

- Traitement chirurgical de certaines déformations

- **Education :**
  - Auto-examen quotidien des pieds et des chaussures
  - Hygiène des pieds
  - Ne jamais marcher pieds nus
  - Consulter en urgence à la moindre plaie

Complications infectieuses

- Cutanées
- Dentaires
- Uro-génitales

Complications osteoarticulaires

- Syndrome du canal carpien
- Maladie de Dupuytren, Lederhose, Lapeyronie
- Capsulite rétractile de l'épaule

LE DIABETE : LES COMPLICATIONS METABOLIQUES AIGUËS

233

- Toujours en rechercher un facteur déclenchant

CETOACIDOSE DIABETIQUE (D1 + D2)

- Diagnostic :
  - **Il existe toujours un déficit en sodium et en potassium malgré l'hyperkaliémie**
  - Facteurs déclenchants : arrêt de l'insuline, doses inadaptées, grossesse, corticothérapie, infection, SCA, hyperthyroïdie
  - Signes cliniques :
    - Stade de pré-coma : syndrome cardinal modéré + syndrome de cétose modéré (haleine cétonique, troubles digestifs mineurs) + syndrome d'acidose métabolique modéré (troubles respiratoires avec polypnée discrète sans troubles neurologiques) + glycosurie (+++) et cétonurie (++++) à la BU
    - Stade de coma diabétique : syndrome cardinal sévère + déshydratation globale + signes de cétose avec troubles digestifs majeurs + syndrome d'acidose métabolique (polypnée voire **dyspnée de Kussmaul** et troubles neurologiques) + BU idem qu'au stade de pré-coma
  - Bilan aux urgences puis en réanimation sans retarder le traitement
    - Evaluation du retentissement : NFS plaquettes, ionogrammes sanguins et urinaires, fonction rénale (**souvent hyperkaliémie donc faire un ECG, toutefois il existe une hypokalicytie**, trou anionique plasmatique augmenté, insuffisance rénale aiguë fonctionnelle), gaz du sang (acidose métabolique non compensée et hyperoxie puisque polypnée)
    - Recherche d'un facteur déclenchant : bilan infectieux (hémocultures, ECBU, radiographie du thorax, ASP), recherche d'un IDM (ECG, cycle de troponine), bêta-HCG, TSH
- Traitement en URGENCE, mise en jeu du pronostic vital :
  - Hospitalisation en urgence en USI
  - Mise en conditions, sans oublier l'arrêt des traitements délétères, prévention des complications de décubitus et de l'ulcère de stress
  - Rééquilibration hydro-électrolytique :
    - Si choc, expansion volémique par colloïdes
    - Réhydratation par sérum salé isotonique
    - Supplémentation glucidique dès que la glycémie est <2.5g/L
    - **SUPPLEMENTATION EN K+ SYSTEMATIQUE CAR IL EXISTE UNE HYPOKALICYTIE** (sauf si anurie ou signes ECG d'hyperkaliémie)
  - Insulinothérapie IVSE, poursuivie 24h après disparition de la cétonurie même si les glycémies se sont normalisées
  - **Traitement du facteur déclenchant**
  - Surveillance :
    - Clinique : BU, glycémies capillaires horaires, constantes
    - Paraclinique : ECG et ionogramme sanguin/4h, reste du bilan 1-2*/jour

Coma hyperosmolaire (D2)

- **Osmolarité = 2(Na + K) + glycémie + urémie. Coma hyperosmolaire= osmolarité >350 mmol/L et glycémie >33 mmol/L. Déshydratation massive**
- Diagnostic :
  - Facteurs déclenchants : causes de déshydratation (diarrhée, vomissements, diurétiques, diabète insipide), causes d'hyperglycémie (médicaments, sodas), pathologies intercurrentes
  - Terrain : sujet âgé, D2, peu autonome, sensation de soif altérée
  - Clinique : syndrome cardinal + syndrome confusionnel voire coma agité + **PAS DE SIGNES DE CETOSE. BU** : glycosurie (+++), **cétonurie (0 ou +)**
  - Bilan complémentaire, sans retarder le traitement :
    - Evaluation du retentissement : hyperglycémie, déshydratation globale, gaz du sang normaux.
    - Recherche d'un facteur déclenchant : idem coma acidocétosique
- Traitement : URGENCE : idem que pour le coma acidocétosique + **arrêt des ADO**

Acidose lactique (D2)

- Iatrogénie aux Biguanides
- Diagnostic :
  - Facteurs déclenchants :
    - Accumulation de lactates : insuffisances rénale et hépatique, anesthésie, PCI
    - Hyperproduction de lactates surajoutés : anoxie tissulaire (insuffisance cardiaque ou pulmonaire, choc), intoxication au CO, hypercatabolisme protidique
  - Clinique : syndrome d'acidose métabolique + syndrome d'hyperlactatémie (douleurs diffuses) + collapsus. BU : glycosurie (++), cétonurie(0)
  - Examens complémentaires : idem que dans l'acidocétose diabétique mais la cétonémie est basse et la lactatémie très augmentée
- Traitement, en urgence extrême, après transfert en réanimation :
  - Arrêt des ADO
  - Oxygénothérapie (lutte contre l'anoxie tissulaire)
  - Rééquilibration hydro-électrolytique, alcalinisation sans surcharge volémique
  - Dialyse en urgence et diurèse forcée (Furosémide)
  - Insulinothérapie IVSE
  - Surveillance
- **PREVENTION** :
  - Respect des contre-indications des Biguanides
  - Arrêter les biguanides 48-72h avant un stress médical ou chirurgical aigu, une anesthésie, une injection de PCI
  - Vacciner les sujets âgés contre la grippe

Hypoglycemie du diabetique

- Tout trouble de la conscience chez un diabétique est une hypoglycémie jusqu'à preuve du contraire

- Signes cliniques :
    - Syndrome neurovégétatif :
        - Peut être absent dans 3 circonstances : prise de bêta-bloquants, hypoglycémies à répétition, neuropathie végétative diabétique
        - Signes adrénergiques : pâleur, anxiété, irritabilité, tremblements, palpitations, tachycardie voire angor, faim douloureuse, sueurs. Jamais de manifestations neurologiques objectives.
    - Syndrome neuroglucopénique (à évoquer devant tout syndrome neurologique aigu) :
        - Signes généraux : céphalées, asthénie
        - Signes moteurs : ophtalmoplégie avec diplopie et troubles de l'accommodation, hémiplégie transitoire
        - Signes sensitifs : paresthésies chéilo-orales
        - Crise comitiale généralisée
        - Syndrome confusionnel, coma hypoglycémique au maximum
    - Coma hypoglycémique avec sueurs profuses, signe de Babinski bilatéral, pouvant être entrecoupé de crises convulsives, sans signes de localisation, réversible rapidement après resucrage.
- Facteurs déclenchants (moyen mnémotechnique= « DIABETES »)
    - Diète
    - Insulinothérapie excessive ou inadaptée
    - Alcool
    - Bêtise médicamenteuse : médicaments hypoglycémiants, « SADAM » chez un patient traité par sulfamides
    - Exercice physique excessif
    - Troubles de la résorption (injection d'insuline dans une lipodystrophie)
    - Endocrinopathie, maladie associée : insuffisance surrénale, maladie cœliaque
    - Stase gastrique : gastroparésie de la neuropathie végétative
- Traitement de l'hypoglycémie en urgence :
    - Sur un patient calme et conscient : 10-20g de sucre PO ou boisson sucrée puis glucide à index glycémique faible (pain) pour prévenir un nouveau malaise
    - Sur un patient conscient mais confus ou agité :
        - Injection IM ou SC de **glucagon. 2 contre-indications : hypoglycémie sous sulfamides hypoglycémiants, hypoglycémie alcoolique**
        - Glucose PO ou IV
    - Sur un patient inconscient :
        - Mise en condition générale
        - Injection IVD de glucosé à 30% (G30) puis perfusion de G10 pour maintenir une glycémie autour de 2g/L
        - Eliminer une autre cause de coma
        - Hospitalisation pour bilan et prise en charge, rechercher un facteur déclenchant
- Prévention :
    - Reprendre l'éducation à l'insulinothérapie, au respect des contre-indications des sulfamides hypoglycémiants
    - Surveillance quotidienne des dextros
    - Education du patient et de sa famille à la reconnaissance et la prise en charge initiale des hypoglycémies

DIABETE ET GROSSESSE : DIABETE PREALABLE A LA GROSSESSE

17

COMPLICATIONS

- Risques fœtaux :
  - Menace d'accouchement prématuré (MAP)
  - Mort fœtale in utero (MFIU)
  - Fausse couche spontanée précoce
  - Malformations congénitales graves (le glucose est tératogène)
  - Hypotrophie
  - Macrosomie fœtale et ses complications obstétricales :
    - Dystocie des épaules avec risque de fracture de la clavicule, paralysie du plexus brachial, difficultés d'extraction, décès néonatal
    - Disproportion fœto-pelvienne : extraction par césarienne
    - Traumatismes obstétricaux : déchirures cervicales ou périnéales
    - Travail plus long : risque accru d'hémorragies de la délivrance
  - Hydramnios : risque de MAP et de rupture prématurée des membranes (RPM)
- Risques néonataux :
  - Hypoglycémie et hypocalcémie néonatale
  - Ictère néonatal
  - Polyglobulie
  - Maladie des membranes hyalines (MMH) et détresse respiratoire
  - Cardiomyopathie hypertrophique
  - Prématurité
  - Augmentation de la mortalité néonatale
- Risques maternels :
  - Aggravation de la microangiopathie préalable (rétinopathie, néphropathie)
  - Déséquilibre du diabète, hypoglycémie
  - HTA gravidique et pré-éclampsie
  - Augmentation du risque d'accouchement prématuré
  - Risque infectieux augmenté (infection urinaire, endométrite du post-partum)
  - Hémorragie de la délivrance
  - Traumatismes périnéaux

PRISE EN CHARGE

- Avant la conception :
  - **Programmer la grossesse** (contraception efficace en attendant)
  - Obtenir une normo-glycémie en période péri-conceptionnelle
  - Bilan préconceptionnel :
    - Consultation
    - Evaluation de l'équilibre glycémique maternel : glycémie à jeun, glycémie post-prandiale, HbA1c

        - Bilan ophtalmologique avec fond d'œil (FO), angiographie si FO pathologique, traitement des lésions ischiémiques.
        - Bilan rénal : ECBU, créatininémie, protéinurie des 24h
        - ECG
    - La grossesse est contre-indiquée si insuffisance rénale sévère ou HTA, insuffisance coronaire. Accouchement par voie basse contre-indiquée si rétinopathie diabétique proliférante (risque d'hémorragie intravitréenne et de décollement de rétine)
- Pendant la grossesse :
    - Suivi **multidisciplinaire** : diabétologue, obstétricien, ophtalmologue...
    - Aspirine 100 mg/j dès le diagnostic de grossesse en cas de lésions de microangiopathie ou d'HTA
    - Contrôle strict de la glycémie
        - Education de la patiente
        - Régime
        - Insulinothérapie et **arrêt des antidiabétiques oraux ADO (ils sont contre-indiqués)**
    - Surveillance rapprochée :
        - Autosurveillance des glycémies capillaires + carnet de suivi
        - HbA1c
        - RDV tous les 15 jours en alternance avec diabétologue et obstétricien.
        - **Bilan ophtalmologique 1*/3 mois**
        - A chaque consultation : tension artérielle, hauteur utérine, poids, œdèmes, protéinurie pour rechercher une HTA, une macrosomie
        - 1 échographie pelvienne supplémentaire au 3ème trimestre pour dépister une macrosomie
        - Surveillance fœtale rapprochée avec rythme cardiaque fœtal répétés à l'approche du terme
        - Echographie cardiaque fœtale (recherche une malformation et une cardiomyopathie hypertrophique)
- Accouchement :
    - Programmé à 38-39 SA
    - Protocole diabète : insulinothérapie IVSE dans G10 pendant le travail à adapter aux glycémies capillaires.
    - Césarienne programmée quand suspicion de macrosomie
    - Prévention de la MMH
- Post-partum :
    - Reprise du traitement antérieur à la grossesse (attention les ADO sont contre-indiqués pendant l'allaitement)
    - Encourager l'allaitement maternel
    - Contraception par œstroprogestatifs contre-indiquée

DIABETE ET GROSSESSE : DIABETE GESTATIONNEL (DG)

17

- Selon les recommandations de la HAS 2010

FACTEURS DE RISQUE

- Surcharge pondérale
- Age
- Origine ethnique
- Antécédents familiaux au premier degré de diabète de type 2
- Antécédents obstétricaux de DG ou de macrosomie fœtale
- Syndrome des ovaires polykystiques (SOPK)

DEPISTAGE DU DIABETE GESTATIONNEL

- Ciblé, en présence d'au moins un des critères suivants (donc pas de dépistage systématique pour toutes les femmes) :
  - Age maternel > 35 ans
  - IMC > 25
  - Antécédents de diabète chez un apparenté au 1er degré
  - Antécédents personnels de DG ou d'enfant macrosome
  - Biométries fœtales > 97ème percentile
  - Hydramnios
- Méthodes :
  - En préconceptionnel idéalement
  - Glycémie à jeun au 1er trimestre.
    - Diabète de type 2 si glycémie > 1.26 g/L
    - Diabète gestationnel si > 0.92g/L
  - Hyperglycémie provoquée par voie orale (HGPO) entre 24 et 28 SA.
    - Méthode : ingestion de 75g de glucose avec mesure de la glycémie à jeun puis à H1 et H2
    - Diabète gestationnel si glycémie à jeun > 0.92 g/L ou glycémie à H1 > 1.80g/L ou glycémie à H2 > 1.53g/L
  - Rattrapage au 3ème trimestre si pas de dépistage préalable par une glycémie à jeun au minimum

COMPLICATIONS

- Risques fœtaux :
  - Menace d'accouchement prématuré (MAP)
  - Mort fœtale in utero (MFIU)
  - Fausse couche spontanée précoce
  - Pas de malformations

- Macrosomie fœtale et ses complications obstétricales :
    - Dystocie des épaules avec risque de fracture de la clavicule, paralysie du plexus brachial, difficultés d'extraction, décès néonatal
    - Disproportion fœto-pelvienne : extraction par césarienne
    - Traumatismes obstétricaux : déchirures cervicales ou périnéales
    - Travail plus long : risque accru d'hémorragies de la délivrance
- Hydramnios : risque de MAP et de rupture prématurée des membranes (RPM)

- Risques néonataux :
    - Hypoglycémie et hypocalcémie néonatale
    - Ictère néonatal
    - polyglobulie
    - Maladie des membranes hyalines (MMH) et détresse respiratoire
    - Cardiomyopathie hypertrophique
    - Prématurité
    - Augmentation de la mortalité néonatale
- Risques maternels :
    - HTA gravidique et pré-éclampsie
    - Augmentation du risque d'accouchement prématuré
    - Risque infectieux augmenté (infection urinaire, endométrite du post-partum)
    - Hémorragie de la délivrance
    - Traumatismes périnéaux
- Risques à long terme :
    - Pour la mère :
        - Récidive de diabète gestationnel
        - Diabète de type 2 : nécessité de le dépister lors de la consultation post-natale, en préconceptionnel et tous les 1 à 3 ans pendant 25 ans.
    - Pour l'enfant :
        - Obésité
        - Diabète de type 2

PRISE EN CHARGE

- Précoce et multidisciplinaire
- Objectifs glycémiques :
    - A jeun < 0.95 g/L
    - H1 post-prandial <1.40g/L
    - H2 post-prandial < 1.20g/L
- **Education de la patiente : autosurveillance glycémique capillaire pluriquotidiennes** pré et post-prandiales au moins 6 fois/jour avec **carnet de suivi.**
- Régime et règles hygiéno-diététiques seules initialement
- Insulinothérapie si échec du régime seul après 7-10 jours
- Activité physique adaptée à la grossesse
- Surveillance obstétricale rapprochée :
    - Autosurveillance des glycémies capillaires + carnet de suivi
    - RDV tous les 15 jours en alternance avec diabétologue et obstétricien.
    - A chaque consultation : tension artérielle, hauteur utérine, poids, œdèmes, protéinurie pour rechercher une HTA, une macrosomie

- 1 échographie pelvienne supplémentaire au 3ème trimestre pour dépister une macrosomie
- Echographie cardiaque fœtale (recherche une cardiomyopathie hypertrophique)

- Accouchement :
    - Si DG bien équilibré et absence de retentissement fœtal : prise en charge normale
    - Césarienne proposée si macrosomie fœtale

Notes personnelles

HYPERTENSION ARTERIELLE SECONDAIRE 130

- A rechercher face à une HTA si :
  - Orientation étiologique à l'examen clinique ou examens biologiques systématiques
  - HTA sévère du sujet jeune <35 ans
  - HTA sévère d'emblée ou s'aggravant rapidement
  - HTA résistante à une trithérapie

HYPERMINERALOCORTICISMES

- Hyperaldostéronisme primaire
  - Evoqué devant : 1 HTA résistante à une trithérapie bien menée er ou **hypokaliémie**/kaliémie inadaptée
  - **Attention, les diurétiques non épargneurs de K+ sont strictement contre-indiqués dans l'HTA par hyperaldostéronisme primaire**
  - Etiologies :
    - Adénome de Conn
    - Hyperplasie bilatérale des surrénales
    - Carcinome
    - Hyperaldostéronisme familial
  - Tableau clinique : HTA résistante au traitement + signes d'hypokaliémie : syndrome polyuropolydipsique et signes musculaires
  - Tableau biologique :
    - Hypokaliémie ou kaliémie inadaptée <4 mmol/L, anormale en présence d'une HTA
    - NATREMIE NORMALE
    - Alcalose métabolique
    - Kaliurèse normale ou augmentée
    - Rapport Na/K urinaire >1
  - Diagnostic de l'hyperaldostéronisme primaire : dosages hormonaux :
    - Rénine plasmatique active + aldostérone plasmatique + aldostérone urinaire des 24h
    - Conditions de prélèvement : Arrêt des médicaments interférant avec le système rénine-angiotensine-aldostérone = SRAA (bêta-bloquants, diurétiques, IEC, ARA II, antialdostérones) donc traitement de l'HTA pendant cette période par inhibiteurs calciques et antihypertenseurs centraux. Correction des troubles ioniques agissant sur le SRAA par supplémentation sodée et potassique et vérification de la natrémie et de la kaliémie quelques jours avant le dosage. Le prélèvement se fait le matin à jeun après 1h de décubitus puis après 1h d'orthostatisme
    - Résultats : **aldostérone plasmatique et urinaire des 24h augmentée, activité rénine plasmatique effondrée, rapport aldostérone/rénine active très élevé**
  - Repérage de l'hypersécrétion= diagnostic étiologique= différencier l'adénome de Conn de l'hyperplasie bilatérale des surrénales :
    - **Scanner ou IRM surrénalien sans et avec injection de produit de contraste**. L'adénome de Conn est un nodule hypodense, unilatérale, d'environ 1 cm

        - Explorations dynamiques : stimulation par l'orthostatisme, inhibition par une charge sodée ou du Captopril. L'adénome de Conn est insensible au SRAA, l'hyperplasie bilatérale des surrénale est sensible au SRAA.
        - Dosage de l'aldostérone par cathétérisme veineux des surrénales
    - Traitement :
        - **ARRET DES TRAITEMENTS HYPOKALIEMIANTS**
        - Chirurgie : surrénalectomie unilatérale après préparation par Aldactone pour l'adénome de Conn unilatéral
        - Aldactone à vie si chirurgie impossible ou si hyperplasie bilatérale des surrénales
        - Surveillance de la tension artérielle et la kaliémie
- Hyperaldostéronisme secondaire (avec augmentation de l'activité rénine plasmatique) :
    - Tumeurs sécrétant de la rénine
    - HTA réno-vasculaire
    - HTA sous œstroprogestatifs
    - **HTA maligne**
- Pseudo hyperaldostéronismes (aldostérone et rénine diminuées) :
    - Syndrome de Cushing
    - Blocs enzymatiques
    - Rétention sodée primitive= syndrome de Liddle
    - Intoxication à la glycirrhizine

PHEOCHROMOCYTOME

- Circonstances de découverte :
    - Episodes **PAROXYSTIQUES** (rechercher un facteur déclenchant) :
        - **HTA paroxystique**
        - **Triade de Menard : céphalées, sueurs, palpitations**
        - Autres : douleurs, malaise, anxiété, tremblements, vomissements, pâleur…
    - Manifestations chroniques : HTA résistante, hypotension orthostatique, signes d'hypermétabolisme pouvant mimer une thyrotoxicose (tachycardie, amaigrissement sans anorexie, thermophobie)
    - Signes biologiques : hémoconcentration, hyperleucocytose, intolérance au glucose, hypercalcémie
    - Complications : HTA maligne, mort subite pendant une anesthésie générale/un accouchement, cardiomyopathie, AVC, OAP, accidents coronariens
    - Incidentalome à l'imagerie
- Formes cliniques :
    - Formes associées :
        - NEM2
        - Neurofibromatose : Von Hippel Lindau, Recklinghausen
        - Mutation de SDHB, SDHD
    - Formes malignes
    - Formes topographiques : médullosurrénale, paragangliomes
- Diagnostic : dosages hormonaux, après un régime de 48h pauvre en catécholamines : **Métanéphrine et normétanéphrine (= dérivés méthoxylés des catécholamines) urinaires des 24h,** tests dynamiques non réalisés

- Repérage de l'hypersécrétion= imagerie :
    - **Scanner surrénalien** voire abdominal et thoracique
    - **Scintigraphie au MIBG** à la recherche de localisations ectopiques, métastatiques, même si le scanner est normal
- Bilan spécifique : recherche systématique de :
    - Une NEM 2a ou 2b : mutation de RET

Cancer médullaire de la thyroïde | Phéochromocytome | Hyperparathyroïdie primitive

↓

Recherche de la mutation du proto-oncogène RET après consentement éclairé

↓

Recherche des 3 éléments de la NEM 2a :
- Antécédents familiaux (NEM, phéochromocytome, cancer médullaire de la thyroïde, hyperparathyroïdie)
- Triade clinique du phéochromocytome, métanéphrines, normétanéphrines urinaires des 24h
- Bilan phosphocalcique, PTH
- Calcitonine de base

↓

Enquête génétique familiale :
- Arbre généalogique à partir du cas
- Recherche de la mutation de RET
- Après consentement éclairé

    - Une maladie de Recklinghausen : clinique (antécédents familiaux, taches café au lait, neurinomes)
    - Une maladie de Von Hippel Lindau : recherche d'une mutation du gène VHL + antécédents familiaux + hémangiome cérébelleux
    - Mutation de SDHB, SDHD
- Traitement : chirurgical après préparation par **alpha et bêta bloquants**, réhydratation, clampage des vaisseaux, envoi en **anapath**, surveillance (risque de récidive)

AUTRES ETIOLOGIES ENDOCRINIENNES

- Acromégalie
- Dysthyroïdies
- Hyperparathyroïdie
- Tumeurs carcinoïdes

Causes renales

- **HTA réno-vasculaire= sténose de l'artère rénale** : sténose athéromateuse ou dysplasie fibro-musculaire
- Toute néphropathie
- Insuffisance rénale chronique

Cause vasculaire

- Coarctation aortique

Causes toxiques

- Médicaments :
  - AINS
  - Corticoïdes
  - Œstroprogestatifs
  - Vasoconstricteurs nasaux
  - EPO, Cyclosporine, IMAO
- Intoxication :
  - Alcool
  - Glycirrhizine
  - Cocaïne, crack, ecstasy

Syndrome d'apnees du sommeil

Hypertension intracranienne

BESOINS NUTRITIONNELS ET APPORTS ALIMENTAIRES – LES NUTRIMENTS

110

- 6 éléments à considérer en nutrition :
  - L'énergie
  - Les macronutriments : glucides, protéines et lipides
  - Les ions macroéléments : sodium, potassium, calcium, chlore, phosphore, magnésium, hydrogène
  - Les ions microéléments : fer, zinc, cuivre, iode
  - Les vitamines A, B, C, D, E, K
  - L'eau

L'ENERGIE

- Apports= macronutriments de l'alimentation :
  - **Glucides : 1g = 4 kcal**
  - **Protides : 1g = 4 kcal**
  - **Lipides : 1g = 9 kcal**
  - **Alcool : 1g = 7 kcal**
- Dépense énergétique totale DET : 3 composantes :
  - Dépense énergétique de repos DER (60%) : mesurée par calorimétrie ou calculée par des équations
  - Niveau d'activité physique NAP = composante ajustable
  - Thermogénèse alimentaire (10%)
  - Besoins de chaque individu DET = DER*NAP
- Régulation : sensations de faim et de satiété. L'organisme fixe les besoins en rapport aux dépenses pour que entrées = sorties
- **Apports nutritionnels conseillés en énergie :**
  - **Femmes :**
    - **20-40 ans : 2200 kcal/j**
    - **40-60 ans : 2000 kcal/j**
  - **Hommes :**
    - **20-40 ans : 2700 kcal/j**
    - **40-60 ans : 2500 kcal/j**

LES GLUCIDES

- **50-55 % des apports caloriques totaux recommandés**
- Sources :
  - Sucres simples : saccharose, fructose, glucose
  - Aliments amylacés (contenant de l'amidon) : céréales, pain, pomme de terre, légumineuses (haricots, lentilles)
- Index glycémique = quantification du pouvoir hyperglycémiant d'un aliment par rapport à celui du glucose
  - Index glycémique bas : fruits, pâtes, haricots, yaourts, chocolat, cacahuètes

- Index glycémique moyen : saccharose, banane, ananas, jus d'orange, pain blanc, riz, carottes, glaces
- Index glycémique élevé : miel, pastèque, corn flakes, baguette, pomme de terre, gaufres

• Principal substrat énergétique de l'organisme :
  - Phase de stockage post prandial : insuline : glycogénogénèse hépatique, lipogenèse
  - Phase d'utilisation post absorptive, jeûne : glucagon, adrénaline, cortisol, GH : glycogénolyse, lipolyse
  - Glycolyse aérobie

LES LIPIDES

- **30-45 % des apports caloriques totaux recommandés**
- 3 types d'acides gras (AG) :
  - AG simples : **5-10% des apports** nutritionnels conseillés maximum :
    - Contenus dans la viande, les charcuteries, les produits laitiers
    - Risque augmenté de cancer, obésité, maladie cardiovasculaires
  - AG monoinsaturés : **10-15% des apports** nutritionnels conseillés :
    - Contenus dans l'huile d'olive, d'arachide, de colza et certains poissons
    - Non athérogènes
  - AG polyinsaturés = AG essentiels : **5-10% des apports** nutritionnels conseillés :
    - Acide linolénique = oméga 3 : rôle protecteur par rapport à l'athérome
    - Risque de carence chez les prématurés, femmes enceintes ou allaitantes, personnes âgées, malabsorptions
- Sources :
  - Origine animale : viande de boucherie, charcuterie, volailles, poissons, produits laitiers, beurre
  - Origine végétale : noix, noisettes, amandes, pistaches, cacahuètes, sésame, noix de coco, margarines, huiles végétales
- Rôle principal : principale réserve énergétique

LES PROTEINES

- **10-15 % des apports caloriques totaux recommandés soit 0.8 g/kg/j**
- Sources :
  - Protéines animales : doivent être = à 50% des apports en protéines, très digestibles, riches en acides aminés indispensables
  - Protéines végétales également riches en acides aminés essentiels, mais pauvres en lipides
- Apports quotidiens évalués par l'urée urinaire

LES IONS (MACROELEMENTS)

- Le sodium Na+ = principal cation extracellulaire
  - Contrôle la volémie. Bilan sodé assuré par le rein
  - 1g de sodium = 17 mmol
  - Apportée sous forme de NaCl. **Apports nutritionnels conseillés = 6g/j**

- Le potassium K+ = principal cation intracellulaire
  - Assure le bon fonctionnement des muscles, dont le myocarde
  - **Apports nutritionnels conseillés = 4g/j**
  - Sources : chocolat, café, cacao, bananes, agrumes, cerises, avocat, tomate, lentilles, haricots, pommes de terre
- Le calcium Ca2+ = minéral le plus abondant de l'organisme :
  - **Apports nutritionnels conseillés = 1 g/j**
  - Rôles = formation et solidité de l'os et des dents, coagulation, conduction nerveuse, contraction musculaire
  - Sources : produits laitiers et certaines eaux minérales (Contrex)
  - Prévention de sa carence pendant la croissance et chez la personne âgée = objectif du Plan National Nutrition et Santé (PNNS)

LE FER

- **Apports nutritionnels conseillés :**
  - **Homme adulte : 10 mg/j**
  - **Femme adulte réglée : 15 mg/j**
  - **Femme ménopausée : 10 mg/j**
- Rôles : synthèse de l'hémoglobine et de la myoglobine, transport d'O2, cofacteur dans la synthèse d'ADN
- Formes :
  - Réserves : foie/circulante : transferrine
  - Fer héminique dans l'hémoglobine et la myoglobine / fer non héminique
- Sources :
  - Viandes : boudin, foie, abats, viande rouge
  - Produits laitiers
  - Légumes : soja, épinards
- Métabolisme :
  - Taux d'absorption faible au niveau duodénal
  - Pertes/utilisation :
    - Homme : 1 mg/j dans sueur, urines, bile
    - Femme : 2 mg/j avec les menstruations
- Prévention de l'anémie par carence martiale = objectif du Plan National Nutrition et Santé (PNNS)

VITAMINE A

- **Apports nutritionnels conseillés (50% rétinol, 50% bêtacarotène) :**
  - **Homme adulte : 800 ER/j**
  - **Femme adulte : 600 ER/j**
- Vitamine liposoluble. Principal précurseur = rétinol.
- Sources :
  - Rétinol : foie, produits laitiers, œufs
  - Carotène : carottes, tous les fruits orange

VITAMINE B9 = FOLATES

- Vitamine hydrosoluble
- **Apports nutritionnels conseillés :**
    - **Homme adulte : 350 µg/j**
    - **Femme adulte : 300 µg/j**
- Rôles : métabolisme des acides aminés et des acides nucléiques, synthèse de neuromédiateurs, développements des tissus de la femme enceinte, du placenta, du fœtus
- Sources : levures, viande, foie, lentilles, épinards, pissenlits
- Pathologies dues à sa carence :
    - Anémie macrocytaire, troubles muqueux et digestifs
    - Troubles neurologiques
    - Anomalies de la neurulation (spina bifida, anencéphalie), retard de croissance intra-utérin
- Prévention des anémies mégaloblastiques, des malformations et du retard de croissance intra-utérin = objectif du Plan National Nutrition et Santé (PNNS)

VITAMINE C = ACIDE ASCORBIQUE

- Vitamine hydrosoluble
- **Apports nutritionnels conseillés : 110 mg/j chez l'adulte**
- Rôles : immunité, cicatrisation, détoxication, antioxydant
- Sources : très fragile, poivrons, radis, kiwi, fraises, agrumes CRUS
- Pathologie :
    - Carence sévère = scorbut
    - Carence modérée : asthénie, amaigrissement

VITAMINE D

- Vitamine liposoluble, synthétisée en partie par l'organisme
- **Apports nutritionnels conseillés : 5 µg/j**
- Rôles : absorption intestinale du calcium et du phosphore
- Sources : poissons gras, abats, charcuterie
- Métabolisme : origine alimentaire + synthèse au niveau de la peau sous UV. Mise en réserve dans le foie, le muscle, le tissu adipeux. Transformation en vitamine D3 active par la 1-alpha-hydroxylase produite par le rein
- Pathologies liées à sa carence :
    - Rachitisme et ostéomalacie
    - Hypocalcémies importantes : convulsions, torsades de pointe par allongement du QT
- Facteur favorisant d'ostéoporose
- Groupes à risque = nouveaux nés, nourrissons, personnes âgées
- Prévention du rachitisme, ostéomalacie et ostéoporose = objectif du Plan National Nutrition et Santé (PNNS)

BESOINS NUTRITIONNELS ET APPORTS ALIMENTAIRES – HYGIENE ALIMENTAIRE – ENQUETE ALIMENTAIRE

110

LES OBJECTIFS RECOMMANDES POUR 3 REPAS

- Viandes/poissons : 1 portion/j
- Œufs/charcuterie : 3 portions/semaine
- Lait et produits laitiers : 3 portions/j
- Légumes/légumineuses/céréales : 2 portions/j
- Fruits : 1 agrume + 1 fruit de saison/j
- Pain : 3 portions/j
- Lipides : 1 portion/j

L'ENQUETE ALIMENTAIRE

- Evaluation des apports. Principal biais = subjectivité
- L'interrogatoire alimentaire : méthode rétrospective
  - But = débrouillage
  - Rappel des aliments des dernières 24h + composition des repas + mode de préparation + nature et quantité des prises interprandiales
  - Principaux avantages : rapide et facile
  - Principaux inconvénients : liés à la mémorisation et au désir d'approbation sociale
- Carnet alimentaire : méthode prospective
  - Noter sur un carnet les aliments et les boissons sur 3 à 7 jours en temps réel (évite le biais de mémorisation) + peser les aliments et noter les recettes
  - Avantages : informations fiables, pas de biais, recul sur une journée et une semaine
  - Inconvénients : nécessite une collaboration et une motivation, modification des habitudes alimentaires induite par l'auto-observation
- L'histoire alimentaire : interrogatoire alimentaire + carnet sur 3 jours
- Questionnaires de fréquence pour cerner le risque de carence en nutriments

NUTRITION PREVENTIVE

- Dépistage :
  - A l'issue de la 1ère consultation, 3 objectifs :
    - Connaître les habitudes diététiques
    - Cerner le comportement alimentaire, dépister les troubles du comportement alimentaire
    - Sensibiliser le patient à sa nutrition
  - Interrogatoire précis :
    - Aspects sociaux, économiques, culturels, éducatifs, psychologiques
    - Antécédents personnels et familiaux
    - Mode de vie
    - Traitements

        - Maladies chroniques
    - Cerner le comportement alimentaire et d'éventuels symptômes : alternance des repas, conditions de recherche et de préparation des aliments, prises interprandiales et facteurs conditionnants
    - A l'issue de la consultation, déterminer si le patient :
        - Appartient à un groupe à risque de carence
        - A un trouble du comportement alimentaire
        - Est motivé
        - A une pathologie nutritionnelle
- Prise en charge : les conseils :
    - Les aliments :
        - Diversifier l'alimentation (couverture des apports nutritionnels conseillés)
        - Ajuster la fréquence de consommation de certains aliments
        - Savoir lire les étiquetages nutritionnels
    - Le comportement alimentaire :
        - Rythme des repas : 3 repas principaux + 1 goûter vers 16 h. Ne pas être rigide. Eviter les jeûnes prolongés
        - Fractionner en 5 ou 6 prises pour limiter les consommations interprandiales
        - Structure et organisation des repas : entrée + plat + dessert
    - Mesures complémentaires spécifiques au terrain ou à une pathologie donnée

BESOINS NUTRITIONNELS DU SPORTIF

111

- 3 périodes pour le sportif :
  - L'entraînement : adaptation progressive à l'activité
  - La compétition : nécessite des performances optimales
  - Le repos : récupération à long terme
- La 1ère priorité chez le sportif est d'assurer un apport couvrant les besoins en énergie

BESOINS EN ENERGIE

- L'organisme utilise 3 voies pour produire l'ATP, forme d'utilisation et de stockage de l'énergie :
  - Anaérobie alactique (créatine du muscle) : pour les efforts intenses de quelques secondes. Les réserves sont faibles mais se reconstituent facilement
  - Anaérobie lactique (production de lactates à partir du glycogène musculaire) : pour les efforts intenses de + de 15 sec. Donne des crampes
  - Aérobie (oxydation des glucides et des lipides) : voie principale de production d'énergie, nécessitant de l'oxygène
- La détermination de la DET est indispensable pour définir l'apport énergétique total quotidien (AETQ)
  - Evaluation des apports : enquête alimentaire :
    - Dépistage de l'excès d'apports ou de carence d'apports.
    - Attention, toute perte de poids doit se faire avant le début d'une saison de compétition et sous contrôle médical. Risque de diminution de performances, d'accidents, de maladies
  - Evaluation des dépenses liées à l'activité physique : type de sport, sport de force ou de fond, durée et fréquence de chaque performance, degré d'entrainement
  - Périodicité sur l'année pour adapter régulièrement les AETQ aux DET

BESOINS EN GLUCIDES = PRINCIPAL SUBSTRAT ENERGETIQUE POUR LES SPORTS D'INTENSITE ELEVEE

- Intérêt des glucides :
  - La déplétion des réserves de glycogène musculaire est le facteur métabolique déterminant de la baisse de performance et de l'épuisement
  - Son taux de resynthèse musculaire, qui conditionne la possibilité de reprendre la compétition, est maximal dans les 2h suivant l'effort : les apports en glucides s'adaptent quotidiennement
- En pratique :
  - Quantitativement : glucides = 55% minimum de l'apport calorique total, voire plus selon l'intensité de l'effort
  - Qualitativement : glucides complexes à index glycémique faible si intervalle entre l'apport et l'effort est long ; glucides simples à index glycémique élevé si intervalle court
  - Objectifs :
    - Avant l'effort : obtenir un taux maximal de glycogène musculaire en consommant 65-70% de glucides

- Pendant l'effort : maintenir la glycémie en poursuivant un apport en glucides simples sous forme liquide
- Près l'effort : reconstituer les réserves en consommant des glucides le plus rapidement possible

Besoins en lipides = principal substrat energetique pour les sports d'intensite moderee (sports d'endurance)

- Intérêt des lipides :
  - Principale réserve énergétique de l'organisme
  - Après une période d'entraînement en endurance, l'utilisation du glycogène musculaire est diminuée et celle des lipides augmentée par augmentation de la capacité oxydative des muscles
  - L'apport équilibré en lipides doit se faire sur le long terme
- En pratique :
  - Quantitativement : 20-30% des AETQ
  - Qualitativement : 10g/j d'acide linoléique et 2 g/j d'acide linolénique

Besoins en protides = substrat energetique de secours lors des exercices d'intensite elevee et de duree prolongee

- Chez le sportif d'endurance : 1.2-1.5 g/kg/j
- Chez le sportif de force : 1.5-2 g/kg/j durant la phase d'anabolisme sous forme d'aliments courants + supplémentation, mais sous contrôle médical et pas plus de 6 mois

Besoins en eau et electrolytes

- Intérêt de l'eau et des électrolytes :
  - Maintien d'une volémie efficace (prévention de la déshydratation)
  - Maintien d'une homéostasie hydro-électrolytique satisfaisante (prévention de l'hyponatrémie)
  - Maintien d'une température physiologique (prévention du coup de chaleur)
- En pratique :
  - Prévention = boire de l'eau et supplémenter en NaCl pour éviter l'hyperhydratation intracellulaire avec hyponatrémie
  - Avant l'effort : 500 ml d'eau dans les 2h avant
  - Pendant l'effort : apport d'eau et de sel, proportionnel à la durée de l'effort
  - Après l'effort : apport de 150% de la perte de poids sous forme d'eau + 1.2 g/L de NaCl

Besoins en mineraux et vitamines

- Les apports en vitamines et minéraux sont normalement couverts par l'augmentation des apports énergétiques totaux sous réserve qu'ils respectent les apports nutritionnels conseillés de la population générale et ceux spécifiques aux sportifs

BESOINS NUTRITIONNELS DE LA FEMME ENCEINTE 16

APPORTS RECOMMANDES

- Apports énergétiques : 2000 kcal/j dont 50% de glucides, 30% de lipides, 20% de protéines
    - Alimentation équilibrée, diversifiée
- Fer : 20 mg/j
    - Supplémentation martiale à partir du 6ème mois pour 3 mois
    - Prévention de l'anémie ferriprive (définie par une hémoglobine <11 g/l)
    - Risque de menace d'accouchement prématuré et de retard de croissance intra-utérin
- Calcium : 1 g/j
    - Supplémentation si régime pauvre en laitages
- Folates (vitamine B9) : 400-800 µg/j
    - Supplémentation 4 semaines avant la conception et jusqu'à 8 semaines après la conception
    - Besoins accrus quand antécédent d'anomalie de fermeture du tube neural, traitement antiépileptique, grossesses multiples, alcool, tabac
    - Si carence, risque de menace d'accouchement prématuré, de malformations fœtales : **anomalies de fermeture du tube neural**, fentes labio-palatines, cardiaques
- Iode : 150-200 µg/j
    - Supplémentation dans les zones à risque de carence
- Vitamine D :
    - Supplémentation systématique en dose unique (UVEDOSE®) à 28 SA (7ème mois)
    - Si carence, risque d'**hypocalcémie néonatale** et de rachitisme du nourrisson
- Vitamine K :
    - Supplémentation PO dès 36 SA chez les femmes traitées par un inducteur enzymatique
    - Prévention de la **maladie hémorragique du nouveau-né**
- Eau : 1.5-2 L/j

PRISE DE POIDS MOYENNE PENDANT LA GROSSESSE

- **1er trimestre : 500 g/mois**
- **2ème trimestre : 1 kg/mois**
- **3ème trimestre : 2 kg/mois**
- **Sur l'ensemble de la grossesse : 9-12 kg**
- Rechercher un diabète gestationnel si prise de poids excessive

Notes personnelles

ALIMENTATION ET BESOINS NUTRITIONNELS DU NOURRISSON ET DE L'ENFANT

34

- **Promouvoir l'allaitement maternel**
- Avantages pour la mère :
  - Suites de couches favorables : moins d'infections, perte de poids facilitée, moins de décalcification
  - Risque de cancer du sein diminué
  - Risque de fracture de l'extrémité supérieure du fémur diminué après la ménopause
  - Coût moindre
- Avantages pour l'enfant :
  - Alimentation constamment adaptée aux besoins
  - Amélioration de la relation mère-enfant
  - Risque diminué d'infections digestives et respiratoires
  - Discuté : diminution de l'incidence des allergies et meilleur développement cognitif

LES BESOINS A SATISFAIRE

- Eau en ml/kg/j :
  - 1 mois : 150
  - 6-12 mois : 120
  - 12 mois-2 ans : 100
  - 2-5 ans : 80
  - >5 ans : 55
- Calories :
  - 6 mois : 630 kcal/j
  - 1 an : 930 kcal/j
  - Puis : 1000 kcal + 100/an/j soit à 3 ans : 1300 kcal/j et à 10 ans 2000 kcal/j
- Protides : 10-15% de la ration. Entre 2 mois et 2 ans : 10 g/j
- Glucides : 40-55%
- Lipides : 35/45%
- Calcium en mg/j :
  - 0-6 mois : 350-500
  - 6-12 mois : 500-600
  - >12 mois : 600-800
  - Avant la diversification, l'apport lacté est suffisant
  - Après : **500 ml de lait de suite/j indispensables**
  - 3 ans-adolescence : 3 produits laitiers/j
- Fer en mg/j :
  - 0-3 mois : 6
  - 3-6 mois : 8
  - >6 mois : 10-15
  - 500 ml de lait de suite/j indispensables

- Fluor :
    - Chez un nourrisson avant l'éruption dentaire : un apport médicamenteux n'est plus recommandé
    - Ensuite : évaluation individuelle en fonction de l'alimentation, du dentifrice, de l'eau de boisson. Risque de fluorose si excès d'apports
- Vitamine D :
    - Avant 2 ans : 800 UI/j si lait artificiel, 1200 UI/j si lait maternel ou facteur de risque (peau pigmentée, prématurité, traitement par corticoïdes ou GARDENAL®). Si famille peu compliante : 100 000 UI/3 mois
    - 2-5 ans : 1000-1200 UI/j ou 80 000-100 000 UI/3 mois
    - >5 ans : 80 000-100 000 UI au début de l'hiver
- Vitamine K :
    - A la naissance : 2 mg
    - Ensuite si allaitement maternel exclusif : 2 mg/semaine

ALLAITEMENT ARTIFICIEL = LAITS INFANTILES

- Lait de vache = inadapté
- Recommandations communes :
    - **RECONSTITUTION = 1 CUILLERE-MESURE/30 ML D'EAU**
    - Eau : bouteille ouverte depuis < 24h ou eau de robinet froide après l'avoir faite couler 5 min
    - Conservation du biberon : <1h hors du réfrigérateur, <30 min après réchauffement, ne pas le réchauffer en le laissant à température ambiante, le stocker dans un réfrigérateur javellisé 1*/semaine
    - Lavage : lave vaisselle ou à la main avec eau chaude et produit vaisselle
- Laits « standards » :
    - Préparation pour nourrisson : on propose et le nourrisson dispose :
        - J1 : 6*20 ml
        - J2 : 6*30 ml
        - 2ème semaine : 6*90 ml
        - **J15-3 mois : poids en grammes/10 + 250 ml**
        - J21 : 6*100 ml
        - 2 mois : 5*120 ml
        - 3 mois : 5*150 ml
    - Laits de suite : parallèlement à la diversification alimentaire : **au moins 500 ml/j** pour assurer les besoins en calcium, fer, acides gras essentiels
    - Laits pour enfant en bas âge dits « laits de croissance » : entre 1 et 3 ans avec un régime normal
- Laits dits « spéciaux » :
    - Hydrolysats poussés = laits dits « sans protéines de lait de vache » : traitement des allergies aux protéines de lait de vache, réalimentation des diarrhées des moins de 3 mois
    - Laits pré-épaissis = laits « AR » (anti-reflux) ou « premium » ou « confort » : traitement du RGO simple
    - Laits pré-enrichis en protéines pour prématurés et hypotrophes
    - Laits sans lactose : intolérance au lactose et réalimentation des diarrhées sévères ou prolongées
    - Préparations à base de soja : aucune indication médicale, contre-indiqués avant 1 an

- Laits hypoallergéniques dits « HA » avec protéines partiellement hydrolysées : traitement préventif des manifestations atopiques pour les nouveau nés de familles d'atopiques

DIVERSIFICATION ALIMENTAIRE

- Chez le nourrisson sain :
  - Entre 4 et 6 mois
  - 1 seul repas protidique/j
  - Ne jamais cumuler augmentation des rations et introduction d'aliments
  - Remplacer la préparation pour nourrisson par un lait de suite vers 5 mois
  - Utiliser l'eau comme seule boisson
  - Ne pas rajouter de sel
  - Pas de gluten avant 6 mois
- Enfant issu d'une famille d'allergiques :
  - Grossesse : éviction des arachides
  - Allaitement :
    - Au sein jusqu'à 6 mois si possible sinon
    - Lait HA jusqu'à 6 mois ou hydrolysat poussé si allergie aux protéines de lait de vache avérée chez un membre de la famille
  - Diversification alimentaire pas avant 6 mois
    - Œufs et poissons à partir de 6 mois
    - Pas d'aliments à fort pouvoir antigénique (kiwi, céleri, arachide, fruits à coque, crustacés) avant 1 an

RYTHMES ALIMENTAIRES

- 20% au petit déjeuner
- 40% au déjeuner
- 10% au gouter
- 30% au dîner
- Collation du matin inutile
- Ne pas laisser grignoter entre les repas

Notes personnelles

APPORTS NUTRITIONNELS RECOMMANDES SELON L'AGE - RECAPITULATIF

110

Adulte	Sujet âgé	Femme enceinte
• Energie : - Hommes : 2500-2700 kcal/j - Femmes : 2000-2200 kcal/j • Glucides : 50-55% de la ration calorique • Lipides : 30-45% • Protides : 10-15% = 0.8 g/kg/j • NaCl : 6 g/j • Calcium : 1 g/j • Fer : - Hommes et femmes ménopausées : 10 mg/j - Femmes : 15 mg/j • Vitamine A : - Hommes : 800 ER/j - Femmes : 600 ER/j • Vitamine B9 - Hommes : 350 µg/j - Femmes : 300 µg/j • Vitamine D : 5 µg/j	• Energie : 30-40 kcal/kg/j • Glucides : 50% • Lipides : 30% • Protides : 20% = 1.2-1.5 g/kg/j • Calcium : 1-1.5 g/j • Vitamine D : 800 UI/j • Fer : 10 mg/j • Eau : 1-1.5 L/j	• Energie : 2000 kcal/j • Glucides : 50% • Lipides : 30% • Protides : 20% • Calcium : 1 g/j • Fer : 20 mg/j • Iode : 150-200 µg/j • Vitamine B9 : 400-800 µg/j

Notes personnelles

OBESITE DE L'ADULTE

267

- Prévalence en augmentation. En France : 10-15% de la population (12% des enfants). Sex-ratio=1

FACTEURS DE RISQUE

- Antécédents familiaux
- Age : la prévalence augmente avec l'âge
- Niveau socio-économique défavorisé
- Sédentarité

DIAGNOSTIC

- Définition chiffrée : Indice de masse corporelle = IMC en kg/m2 = poids/taille2
  - <19 : maigreur
  - 19-25 : normalité
  - 25-30 : surpoids
  - 30-35 : obésité grade 1
  - 35-40 : obésité grade 2 ou sévère
  - >40 : obésité grade 3 ou morbide
- Quantification de la masse grasse :
  - Examen clinique : mesure du pli cutané brachial
  - Paraclinique : densitométrie corporelle, méthode isotopique, impédancemétrie, imagerie des parties molles.
- Types d'obésité, selon le rapport tour de taille/tour de hanches :
  - Obésité androïde : rapport >0.8 chez la femme ; >0.95 chez l'homme. Expose aux complications métaboliques et cardio-vasculaires
  - Obésité gynoïde : rapport <0.8 chez la femme ; <0.95 chez l'homme. Expose aux complications mécaniques

COMPLICATIONS

- Cardio-vasculaires :
  - Complications athéromateuses
  - HTA et ses complications
  - Insuffisance cardiaque multifactorielle : ischiémique, HTA, cœur pulmonaire chronique
  - Complications veineuses : phlébite, embolie pulmonaire, insuffisance veineuse, varices, ulcères veineux
- Métaboliques : insulinorésistance, hyperinsulinisme, syndrome métabolique, diabète de type 2, dyslipidémie surtout de types 4 et 2b, hyperuricémie (goutte, lithiase rénale)
- Respiratoires, d'origine mécanique : syndrome restrictif, syndrome d'apnées du sommeil, insuffisance respiratoire chronique avec au maximum cœur pulmonaire chronique

- Ostéoarticulaires, d'origine mécanique : coxarthrose, gonarthrose, arthrose vertébrale, ostéonécrose aseptique de la tête fémorale, goutte. Rôle protecteur vis-à-vis de l'ostéoporose
- Hépatobiliaires : stéatose hépatique, lithiase biliaire, reflux gastro-œsophagien, NASH (Hépatite Stéatosique Non Alcoolique)
- Cutanées : mycose des plis, érysipèle, retard au diagnostic de hernie pariétale
- Opératoires : augmentation de la morbi-mortalité et des complications de décubitus
- Cancers : hormonodépendants (sein, endomètre), ou non (colon, prostate, utérus, ovaire)
- Complications durant la grossesse : diabète gestationnel, HTA gravidique
- Psycho-sociales : syndrome dépressif, troubles du comportement alimentaire secondaires aux régimes (restriction cognitive), ségrégation sociale, dépenses accrues.

ETIOLOGIES

- Obésité primaire= essentielle. Multifactorielle
- Obésités secondaires :
  - Endocrinopathies : hypothyroïdie, insuffisance thyréotrope, syndrome de Cushing, hyperinsulinisme organique
  - Syndromes génétiques : syndrome de Prader Willi
  - Médicaments : tous les psychotropes, corticoïdes, œstroprogestatifs, androgènes, phénothiazines.

CONDUITE A TENIR

- Objectiver l'obésité et la caractériser :
  - Courbe de poids, histoire de la surcharge pondérale :poids de naissance, âge de début de l'obésité, poids maximum, thérapeutiques mises en œuvre et leur résultat, périodicité (yoyo), événements aggravants, déclenchant, améliorants
  - Examen physique : anthropométrie = poids, taille, IMC, rapport tour de taille/tour de hanches ; recherche de vergetures, mesure du pli cutané brachial.
- Recherche de facteurs étiologiques :
  - Antécédents familiaux
  - Comportement alimentaire : enquête alimentaire :
  - Evaluation qualitative des apports : trouble du comportement alimentaire, restriction cognitive, anomalies de la répartition des apports
  - Evaluation psychologique : motivation, environnement.
  - Recherche d'une étiologie, notamment une origine iatrogène. Selon l'examen clinique, pas d'examen complémentaire obligatoire à visée diagnostique.
- Evaluer le retentissement somatique :
  - Cardio-vasculaire : ECG systématique
  - Respiratoire : interrogatoire, examen pulmonaire, examen complémentaire sur signe d'appel (gaz du sang, explorations fonctionnelles respiratoires, polysomnographie du sommeil)
  - Métabolique : glycémie à jeun et post-prandiale, bilan lipidique, uricémie systématiques
  - Ostéoarticulaire : examen clinique +/- radiographies.
- Apprécier le contexte psychologique : rechercher un trouble du comportement alimentaire, estimer la motivation, le retentissement (dépression, estime de soi, vie sociale/professionnelle/affective)

PRINCIPES THERAPEUTIQUES

- Prise en charge globale, multidisciplinaire
- Traitement curatif avec projet thérapeutique adapté :
  - Définir un objectif pondéral modéré et réaliste : perte de 5-15% du poids en 6-12 mois avec maintien à long terme de ce poids.
  - Alimentation hypocalorique, adaptée, réduction des apports de 30% maximum, aucun aliment interdit, modification des habitudes alimentaires
  - Activité physique modulée et régulière
  - Aspect psychologique : psychothérapies de soutien et cognitivo-comportementale
  - Surveillance : efficacité, tolérance, complications, état psychique, mode de vie
  - Médicaments : aucun n'a fait la preuve de son efficacité
  - Chirurgie bariatrique = chirurgie restrictive = chirurgie malabsorptive (gastrectomie partielle, anneau gastrique, By-pass). Seul traitement efficace de l'obésité de grade 3 à ce jour.
    - Décision multidisciplinaire
    - Toutes les conditions suivantes doivent être réunies : obésité résistante à un traitement optimal, IMC>40 ou 35 si complications réversibles, patient informé, évaluation préopératoire multidisciplinaire
    - Contre indications : troubles cognitifs ou psychiatriques, troubles du comportement alimentaire sévère, addiction, incapacité de suivi prévisible, pas de prise en charge médicale préalable, contre indication à l'anesthésie générale
- Prévention :
  - Promotion des activités physiques
  - Alimentation : cours d'éducation alimentaire dès le plus jeune âge, campagnes orientées, lutter contre la publicité sur les produits minceur
  - Aspects psychologiques : lutter contre la promotion actuelle de la minceur.

Notes personnelles

OBESITE DE L'ENFANT

267

- IMC > 97ème percentile = degré 1 = surpoids
- IMC > courbe de 30 kg/m2 à 18 ans = degré 2 = obésité
- Prévalence en France=14%
- Plus de 50% seront obèses à l'âge adulte

CONDUITE A TENIR

- Evaluation du degré d'obésité
  - Courbes auxologiques
    - Courbe d'IMC
    - Courbe poids/taille. Poids mesuré/poids attendu pour la taille > 120% = obésité
    - Vitesse de croissance
  - Ancienneté de l'obésité : âge de début de l'obésité, **âge de rebond de l'IMC= rebond d'adiposité < 6 ans ?**
- Rechercher une cause à l'obésité :
  - Primitive dans la grande majorité des cas : un examen clinique complet avec constatation d'une avance staturale pose ce diagnostic sans examen complémentaire.
  - Secondaire : **ralentissement de la croissance.**
- Rechercher des complications (pas d'examen systématique recommandé) :
  - Complications métaboliques et endocriniennes :
    - Intolérance au glucose et diabète de type 2 chez l'adolescent
    - Dyslipidémie
    - Hyperandrogénie et troubles des règles chez l'adolescente
  - Complications digestives : lithiase biliaire, stéatose hépatique
  - HTA
  - Complications orthopédiques : épiphysiolyse aigüe, genu varum, apophysite, anomalies de la statique vertébrale
  - Complications respiratoires : moins bonne adaptation à l'effort, asthme d'effort, syndrome d'apnées du sommeil
  - Complications cutanées : acanthosis nigricans, intertrigos
  - Complications psychosociales
  - Risque à long terme :
    - Augmentation de la mortalité d'origine cardiovasculaire à l'âge adulte
    - Lésions artérielles pré-athéroscléreuses
    - Augmentation de la prévalence de l'HTA, diabète, maladies cardiovasculaires, complications orthopédiques, cancer colorectal.

DIAGNOSTIC DIFFERENTIEL

- Principales causes endocriniennes :
  - Hypercorticisme = syndrome de Cushing : ralentissement de la croissance systématique

- Déficit en GH :
    - Nanisme harmonieux +/- surcharge pondérale.
    - Epreuve de stimulation de la sécrétion de GH
    - Dosage de l'IGF1 : si normale ou augmenté, il s'agit d'une obésité commune ; si diminué, il s'agit d'un déficit en GH
- L'hypothyroïdie ne fait pas grossir.

- Obésité syndromique : retard mental +/- comportement compulsif +/- dysmorphie :
    - Syndrome de Prader Willi : hypotonie et hypotrophie néonatales, petite taille, retard mental avec compulsions alimentaires, dysmorphie avec yeux en amandes hypoplasie des organes génitaux, retard pubertaire
    - Syndrome de l'X-fragile

TRAITEMENT

- Curatif :
    - Prise en charge diététique : rétablissement d'une alimentation équilibrée, correctement répartie sur le nycthémère. **Pas de régime. Objectif = stabilisation du poids (pas de l'IMC), donc pas de perte de poids.**
        - Normalisation des apports énergétiques : **EDUCATION ALIMENTAIRE.**
        - Répartition des apports alimentaires : 4 repas/jour avec un petit déjeuner, à heures régulières
        - Pas de grignotage
        - A table, dans le calme, mâcher lentement
        - Varier l'alimentation
        - Modification de la répartition des nutriments : légèrement hyperprotidique (16-18%), augmentation des apports en sucres lents, pas de sucres rapides, pas de produits allégés et d'édulcorants, diminution des apports en lipides.
    - Augmentation de l'activité physique
    - **Restriction des activités sédentaires**
    - Soutien psychologique et consultations très régulières
    - Facteurs de mauvaise compliance au traitement donc de mauvais résultats thérapeutiques : degré d'obésité, suivi irrégulier, obésité parentale
- Préventif :
    - **2 principaux facteurs prédictifs précoces d'obésité devant conduire à une prise en charge précoce : obésité parentale et rebond d'adiposité prématuré avant 6 ans**
    - Rôle préventif du médecin :
        - **Etablir les courbes de corpulence pour dépister un rebond d'adiposité précoce avant 6 ans**
        - Identifier les enfants à risque le plus tôt possible : famille monoparentale, enfant unique, habitat défavorisé, faible niveau socio-économique, faible durée de sommeil, alimentation à prédominance vespérale, activité physique diminuée, nombreuses heures devant la télé, désorganisation des rythmes de vie, facteurs de fragilité émotionnelle (divorce, deuil, maladie d'un parent, échec scolaire)
        - Eduquer la famille
        - Veiller à une bonne diversification alimentaire
        - Apprendre à réguler la prise d'aliments à forte densité énergétique
        - Promouvoir l'exercice physique, la diminution des heures devant la télé.

EVALUATION DE L'ETAT NUTRITIONNEL - DENUTRITION - AMAIGRISSEMENT

110-295

CONSEQUENCES DES DEFICITS ENERGETIQUES ET PROTEIQUES

- Modèle du marasme = carence d'apport énergétique = dénutrition calorique
  - 4 phases :
    - Phase 1 = post-absorptive (quelques heures) : augmentation de l'insulinémie, diminution de la glucagonémie, anabolisme
    - Phase 2 = adaptative (1-3 jours) : néoglucogenèse par protéolyse. Augmentation de l'urée urinaire
    - Phase 3 = jeûne prolongé (plusieurs mois) : MARASME. Epargne énergétique et protéique (diminution de la néoglucogenèse donc diminution de l'urée urinaire) par 2 mécanismes : diminution de l'insulinémie et de la T3 (syndrome de basse T3 avec T4 et TSH normales)
    - Phase 4 = terminale. L'excrétion d'urée reprend. Apparition de signes de carence
- Pour résumer le marasme:
  - Epargne énergétique et protéique :
    - Diminution des activités physiques, asthénie
    - Hypométabolisme : bradycardie, hypotension, aménorrhée
    - Cachexie et perte de poids par diminution des lipides (plis cutanés diminués)
    - Diminution de l'urée urinaire, augmentation de la cétonurie, basse T3
    - Marqueurs biologiques non perturbés
  - Puis une fois les réserves épuisées : installation de la carence protéique :
    - Epuisement des réserves musculaires avec amyotrophie, diminution des capacités physiques
    - Diminution de l'immunité
    - Complications cutanées, digestives et métaboliques
    - Œdème, anasarque, hépatomégalie
    - Perturbation des marqueurs biologiques
- Modèle du Kwashiorkor = carence protéique. Altération des 5 grandes fonctions :
  - Fonction musculaire : amyotrophie, diminution des fonctions physiques, diminution du stock énergétique de secours
  - Fonction immunitaire (cellulaire) : sensibilité accrue aux infections
  - Fonction hémodynamique : hypoalbuminémie donc oedèmes, anasarque, hépatomégalie avec stéatose
  - Fonction de cicatrisation
  - Fonction digestive : malabsorption auto-entretenant la dénutrition, dysphagie, diarrhée

MECANISMES EN JEU

- Défaut d'apport
- Malabsorption
- Excès de perte
- Hypercatabolisme

EVALUATION DE L'ETAT NUTRITIONNEL

- Interrogatoire et examen physique :
  - Poids :
    - Poids théorique, IMC, pertes
    - Amaigrissement par rapport au poids habituel sur le dernier mois : dénutrition si >5% (sévère si >10%)
    - Amaigrissement sur les 6 derniers mois : dénutrition si >10% (sévère si >15%)
  - Retentissement fonctionnel : hypométabolisme = asthénie, bradycardie, hypotension artérielle, hypogonadisme hypogonadotrope
  - Signes cutanés de carence protéique, vitaminique et d'hypométabolisme :
    - Muqueuse buccale : langue dépapillée, perlèche, stomatite, denture dévastée
    - Phanères : ongles fragiles, cassants, cheveux fins, secs, raréfiés
    - Peau : amincie, sèche, acrocyanose, phénomène de Raynaud, escarres
  - Signes de carence protéique (5 grandes fonctions)
- Evaluation des apports par **l'ENQUETE ALIMENTAIRE**
- Chez le sujet âgé : **Mini Nutritional Assessment (MNA)**
- Marqueurs biologiques :
  - Aspécifiques, d'orientation :
    - NFS plaquettes : anémie (rechercher des carences spécifiques : fer, ferritinémie, vitamines B9 et B12), lymphopénie
    - Natrémie : hyponatrémie, hypo-osmolarité
    - Urée, créatinine sériques et urinaires : diminuée si carence protéique
    - Bilan hépatique : cytolyse de dénutrition
    - Kaliémie : hypokaliémie multifactorielle
    - Syndrome de basse T3
    - Calcium et vitamine D diminués
    - Bilan d'hémostase perturbé
  - Marqueurs de dénutrition protéique (ININTERPRETABLES SI SYNDROME INFLAMMATOIRE) :
    - Albumine : normale > 30 g/L. sévérité si < 20-25 g/L
    - Préalbumine = transthyrétine : normale >110 mg/L
    - Retinol Binding Protein (RBP) et transferrine
  - Marqueurs de métabolisme protéique :
    - Index de créatinine : créatininurie/taille (reflet de la masse musculaire)
    - Bilan azoté : excrétion = 0.036 *urée en mmol/24h
- Mesures anthropométriques :
  - Mesure des plis cutanés tricipital, bicipital, sous-scapulaire, supra-iliaque = masse grasse
  - Mesure de la circonférence brachiale = masse maigre

- Impédancemétrie bioélectrique, absorptiométrie biphotonique
- Scanner et IRM

- Index pronostiques :
  - Index de Buzby = index de risque nutritionnel = 1.5*albumine +42* (poids actuel/poids habituel)
  - Index de Detsky
- Critères diagnostiques de sévérité d'une dénutrition :

<70 ans	>70 ans
• IMC <18 • Perte de poids en 1 mois >5% (>10% = sévérité) • Perte de poids en 6 mois >10% (>15% = sévérité) • Albumine <30 (<20 = sévérité) • Préalbumine <110 (<50 = sévérité) • Index de Buzby < 97.5 (<83.5 = sévérité) • Index de Detsky = B (C = sévérité)	• IMC <21 (<18 = sévérité) • Perte de poids en 1 mois >5% (>10% = sévérité) • Perte de poids en 6 mois >10% (>15% = sévérité) • Albumine <35 (<30 = sévérité) • Préalbumine <110 (<50 = sévérité) • Index de Buzby < 97.5 (<83.5 = sévérité) • Index de Detsky = B (C = sévérité) • Mini nutritional assessment = MNA <17

ETIOLOGIES

- Apports diminués :
  - Carence d'apport pure = marasme : anorexie mentale, syndrome dépressif sévère, grève de la faim, pauvreté, famine
  - Malabsorptions et maldigestions (dénutrition protéique ou mixte), par atteinte de l'intestin grêle :
    - Maldigestion : insuffisance pancréatique, cholestase chronique
    - Malabsorption : maladie cœliaque, rectocolite hémorragique, maladie de Crohn, lymphome, pullulation bactérienne chronique du grêle
- Pertes augmentées :
  - Pertes protéiques pures :
    - Cutanées : escarres, dermatoses étendues, grands brûlés
    - Urinaires : syndrome néphrotique
    - Digestives : entéropathies exsudatives, fistule digestive
  - Hypercatabolisme aigu : diabète décompensé, hyperthyroïdie
  - Affections chroniques :
    - Infections chroniques (SIDA, tuberculose)
    - Cancer
    - Insuffisance respiratoire, cardiaque, rénale chronique
    - Maladies inflammatoires

PRISE EN CHARGE

- Principes :
  - Evaluer l'état nutritionnel, les apports nutritionnels, rechercher une dénutrition
  - Rechercher les mécanismes en cause
  - Rechercher les complications
  - Traitement étiologique et de chaque mécanisme
  - Traitement des complications
  - Etablir les besoins
  - Correction des troubles hydroélectrolytiques et des carences
  - Avis diététicien(ne)
  - Réévaluation régulière
- Traitement par mécanisme :
  - Anorexie : stimuler, tenir compte des goûts, traitement d'une affection buccale ou digestive, lutter contre la dysgueusie et le syndrome dépressif
  - Malabsorption : traitement étiologique
  - Hypercatabolisme : corticoïdes + traitement étiologique
  - Pertes protéiques : traitement étiologique
- **Nutrition orale A PRIVILEGIER**
  - Augmentation progressive des apports
  - Couvrir les besoins énergétiques et protéiques
  - Adaptée aux pathologies
  - Fractionnement, éviter les jeûnes nocturnes
  - Adapter la texture, respecter les gouts
  - Aide aux repas pour les personnes âgées
  - Haute teneur calorico-protéique, enrichir les repas
  - Compléments nutritionnels oraux
  - Surveillance des apports (fiche alimentaire), de l'état nutritionnel : clinique (poids), biologique (préalbumine)
- Nutrition entérale :
  - Voie d'abord : sonde nasogastrique si <1 mois, gastro ou jéjunostomie si >1 mois
  - Avantages : moins d'effets indésirables et moins coûteuse que la nutrition parentérale
  - **RADIOGRAPHIE DE THORAX DE CONTROLE APRES LA POSE**
  - Besoins : 35-45 kcal/kg/j + 1 g/kg/j de protéines
  - Indications :
    - Nutritionnelle : apports PO insuffisants
    - Fonctionnelle : obstacle sur l'œsophage
    - Mise au repos du tube digestif dans les pancréatites aiguës, les maladies de Crohn
  - Complications :
    - Pneumopathie d'inhalation : **position en décubitus dorsal interdite**
    - Diarrhée
    - Métaboliques
    - Locales de la voie d'abord
    - Obstruction
  - Précautions techniques :
    - Position demi-assise
    - Contre-indiquée si troubles de la vigilance
    - Débit constant et continu

        - Rechercher une stase gastrique
        - Augmentation progressive des apports
        - Soins locaux
        - Entretien de la perméabilité de la sonde
- Nutrition parentérale :
    - Indications :
        - Postopératoire immédiat
        - Réanimation
        - Malabsorption majeure
        - Entéropathie diffuse ou sévère
    - Technique : cathéter veineux central
    - Complications : **INFECTIEUSES**, risque de septicémie

URTICAIRE ET ŒDEME DE QUINCKE

114

PHYSIOPATHOLOGIE : 2 MECANISMES POSSIBLES

- Immunologique :
  - Hypersensibilité immédiate, type 1 de Gell et Coombs : l'antigène est reconnu par une IgE spécifique, les complexes antigène-IgE se fixent sur les mastocytes et les polynucléaires basophiles, avec comme conséquences libération d'histamine, vasodilatation, œdème
  - Hypersensibilité par activation du complément, par vasculite
- Non immunologique :
  - Apport direct ou libération d'histamine (aliments riches en histamine ou histamino-libérateurs)
  - Défaut d'inhibition des médiateurs : œdème angioneurotique par déficit en inhibiteur de la C1-estérase
  - Urticaire cholinergique

FORMES CLINIQUES

- Urticaire superficielle= commune
  - Forme type : **papules ou plaques œdémateuses, érythémateuses, prurigineuses, à contours nets, fugaces et migratrices**
  - Variantes : marginée, géographique, micropapuleuse, vésiculo-bulleuse
  - Diagnostics différentiels :
    - Vascularite urticarienne : 3 étiologies= Lupus, syndrome de Mac Duffie, cryoglobulinémie, **biopsie cutanée si : fixité des lésions, pas de prurit, autres signes cutanés, signes extra-cutanés (dont fièvre)**
    - Lésions urticariformes au cours de dermatoses bulleuses : pemphigoïde bulleuse, érythème polymorphe
- Urticaire profonde = angio-œdème= œdème de Quincke
  - Tuméfactions sous cutanées fermes, de couleur normale/blanchâtre/rose, aux limites imprécises, non prurigineuses, moins fugaces
  - Siège : zones de tissu sous-cutané lâche : paupières, lèvres, organes génitaux externes, bucco-pharynx. Risque d'asphyxie par œdème glottique
  - Souvent accompagné d'urticaire superficielle
- Urticaire chronique > 6 semaines

ETIOLOGIES

- Urticaire aiguë :
  - Iatrogénie : bêta-lactamines, curare, AINS, aspirine, IEC, PCI, vaccins, sérums. Médicament contre-indiqué à vie, risque de choc anaphylactique
  - Aliments
  - Piqûres d'hyménoptères : risque de choc anaphylactique surtout si piqûres multiples, cervico-faciales, IV, sujet déjà sensibilisé

- De contact : urticaires localisés pouvant se généraliser. Allergènes végétaux, animaux, alimentaires, industriels
- Infectieuses : virales

- Urticaire chronique :
  - IDIOPATHIQUE
  - Urticaires physiques : au froid, au chaud, solaire, dermographisme, retardée à la pression, cholinergique, vibratoire, aquagénique, de contact
  - Alimentaires :
    - Pseudo-allergènes alimentaires= aliments riches en histamine
    - Allergies vraies IgE dépendantes= aliments histamino-libérateurs
  - Infectieuses : virales, parasitaires, H.pylori, foyer ORL ou stomatologique (angio-œdème localisé à la face)
  - Vasculite urticarienne
  - Dysthyroïdie : thyroïdite auto-immune
  - Œdème angioneurotique

BILAN ETIOLOGIQUE

- Urticaire aiguë : diagnostic clinique, pas d'examen complémentaire. Rechercher une prise alimentaire, de médicament, un épisode viral, une piqûre d'insecte, un contact
- Urticaire chronique :
  - Interrogatoire :
    - Antécédents personnels et familiaux d'urticaire, d'atopie, de maladie du système
    - Prise médicamenteuse, habitudes alimentaires, notions d'urticaire de contact ou profession exposée (latex)
    - Circonstances de déclenchement d'urticaire physique
    - Signes d'accompagnement évoquant une maladie générale : arthralgies, signes digestifs
    - Caractère fixe, peu ou pas prurigineux : vasculite urticarienne
  - Examen physique dermatologique : en cas de suspicion d'urticaire physique, recherche de :
    - Dermographisme : grattage avec une pointe mousse
    - Urticaire retardée à la pression : poids sur les épaules et cuisses pendant 20 min
    - Urticaire cholinergique : test d'effort
    - Urticaire au froid : glaçon dans un sac sur le bras pendant 20 min
    - Urticaire au chaud : tube en verre avec eau chaude 15 min
    - Urticaire solaire : reproduite par la lumière solaire
    - Urticaire aquagénique : compresses humides 20 min sur le dos
  - Examen général : recherche de signes de maladie auto-immune, de signes évocateurs de vascularité (signes extra-cutanés, lésions fixes, autres signes cutanés (livedo, purpura, nodules)), de signes de dysthyroïdie, et d'ulcère gastroduodénal
  - Bilan paraclinique :
    - Si urticaire banale isolée sans signes d'orientation : pas de bilan en 1ère intention
    - Si résistance au traitement d'épreuve antihistaminique H1 de seconde génération pendant 4-8 semaines : vérifier l'observance + bilan comprenant NFS, CRP, VS, anticorps anti-TPO et TSH
    - Si signes de vascularité : biopsie cutanée, dosage des AAN (anticorps anti-nucléaires) et du complément

- Si suspicion d'angio-œdème : dosage de l'inhibiteur de la C1-estérase
- Si angio-œdème facial localisé, inexpliqué : bilan stomatologique et ORL avec panoramique dentaire et scanner des sinus
- Urticaire au froid : recherche de cryoglobuline, cryofibrinogène, agglutinines froides électrophorèse des protéines sériques (EPPs) et immuno-EPPs
- Urticaire solaire : photo-tests
- Urticaire de contact : prick tests
- Autres urticaires physiques : pas d'examen paraclinique
- Signes d'hypothyroïdie : TSH, anticorps anti-TPO et anti-TG
- Signes d'hyperthyroïdie : TSH, TRAK
- Signe d'appel d'ulcère gastrique ou duodénal : recherche d'H.pylori

ŒDEME ANGIONEUROTIQUE HEREDITAIRE

- Maladie génétique rare autosomique dominante : déficit quantitatif (type I) ou qualitatif (type II) en inhibiteur de la C1 estérase
- Clinique :
  - Début enfant, aggravation à l'âge adulte, diminution après 50 ans
  - Facteurs déclenchants : traumatisme, chirurgie, aspirine
  - Poussées récidivantes d'œdème sous cutané et muqueux pharyngé (risque asphyxique), abdominal (abdomen pseudo-chirurgical), sans urticaire superficielle
- Diagnostic :
  - Antécédents familiaux
  - Exploration du complément : taux sérique et dosage fonctionnel l'inhibiteur de la C1 estérase, dosage du CH50, C2, C4 (effondrés pendant la crise)
- Traitement :
  - Crises graves : hospitalisation + perfusion IV d'inhibiteur de la C1 estérase ou à défaut de plasma congelé
  - Traitement de fond : androgènes, anti-fibrinolytiques, contre-indication des IEC
  - Traitement prophylactique de toute intervention chirurgicale : androgènes ou perfusion d'inhibiteur de la C1 estérase

TRAITEMENT : ETIOLOGIQUE ET SYMPTOMATIQUE

- Urticaires superficielles isolées : antihistaminique H1 PO 10-15 jours
- Œdème de Quincke :
  - Sans atteinte muqueuse ni signes de choc :
    - Antihistaminique H1 par voie parentérale. Exemple : POLARAMINE® IM ou SC 2*/j pendant 3 jours puis relais PO
    - Ne pas rester seul, consulter si gêne respiratoire
  - Simple gêne respiratoire surajoutée :
    - Adrénaline en aérosols
    - Surveillance quelques heures en milieu hospitalier
  - Avec atteinte laryngée sans signes de choc : URGENCE MEDICALE. Hospitalisation
    - Immédiatement : Adrénaline à 0.1% 0.25 mg SC à répéter si besoin toutes les 15 min
    - Pose d'une VVP

- Répéter l'injection d'adrénaline
- Corticothérapie IV : SOLUMEDROL®
- Antihistaminique IV : POLARAMINE®
- Intubation sans tarder si pas d'amélioration, voire trachéotomie

- Mesures prophylactiques :
  - Port d'une carte mentionnant l'allergie au médicament
  - Remettre une liste des produits concernés
  - Avertir l'entourage et les médecins traitants
  - Avoir toujours sur soi une ampoule d'adrénaline injectable SC
  - Connaître les signes d'urgence et la conduite à tenir en cas d'urgence
- Urticaires chroniques :
  - Traitement étiologique
  - Traitement empirique si étiologie inconnue : antihistaminique H1 de 2ème génération pendant au moins 3 mois avec décroissance progressive. Si échec au bout de 4 semaines, changer d'antihistaminique ou association.
- Urticaire cholinergique : Hydroxyzine ATARAX®

ECZEMA DE CONTACT

114

PHYSIOPATHOLOGIE

- Réaction d'hypersensibilité retardée à médiation cellulaire, de type IV de la classification de Gell et Coombs :
  - Pénétration de la substance (haptène) à travers l'épiderme
  - Phase de sensibilisation asymptomatique :
    - Les cellules de Langerhans internalisent l'haptène et migrent vers les ganglions de drainage
    - Présentation de l'allergène sur les molécules du CMH type I et II aux lymphocytes T naïfs
    - Prolifération de ces lymphocytes T
    - Différenciation des lymphocytes T en cellules mémoire et dispersion dans l'organisme (peau)
  - Phase de révélation 24-48h après un nouveau contact avec l'antigène :
    - Activation des lymphocytes T mémoire dans la peau et réaction inflammatoire locale
    - Production de cytokines pro-inflammatoires et recrutement de cellules mononuclées
    - symptômes

DIAGNOSTIC POSITIF

- Forme type= eczéma aigu :
  - Diagnostic : **lésions très prurigineuses**, évolution en **4 phases :**
    - **Erythémateuse**
    - **Vésiculeuse**
    - **Suintante**
    - **Croûteuse et desquamative**
  - Arguments pour une allergie de contact :
    - Topographie initiale superposable à la zone de contact avec l'allergène
    - Chronologie : 1-5 jours après le contact
    - Evolution par poussées
  - Biopsie cutanée si diagnostic incertain : lésion épidermique avec spongiose et exocytose
- Eczéma chronique : absence des 4 phases. **LICHENIFICATION** (mains, pieds)
- Formes topographiques : visage
- Eczémas photo-allergiques, retardés 48h après exposition solaire

DIAGNOSTICS DIFFERENTIELS

- Autres types d'eczémas : dermatite atopique, dyshidrose, eczéma nummulaire, eczéma variqueux
- Autres dermatoses vésiculeuses prurigineuses : herpès, varicelle, zona, dermatophyties, gale
- Dermatite orthoergique= d'irritation
  - Agression physique ou chimique directe, pas de mécanisme immunologique (mains surtout)

- Limites nettes
- Lésions parfois bulleuses
- Strictement limitées à la zone de contact
- Pas de prurit mais douleur
- Chronologie immédiate

DIAGNOSTIC ETIOLOGIQUE

- Interrogatoire policier :
  - Antécédents personnels d'allergie ou d'atopie, familiaux
  - Environnement cutané, profession
  - Topographie initiale de l'éruption
  - Chronologie des poussées, facteurs suspectés
  - Traitements locaux déjà utilisés
- Examen clinique : **topographie de l'éruption**
- Tests épicutanés ou patch-tests : à distance d'une poussée, sous occlusion pendant 48h avec lecture à 48 et à 72h. Positif si reproduit l'eczéma, négatif si peau normale

PRINCIPALES ETIOLOGIES

- Professionnelles : professions manuelles (métiers du bâtiment, coiffeurs, infirmières, horticulteurs), atteinte des mains, amélioration pendant les congés, aggravation à la reprise du travail
- Cosmétiques : femmes, atteinte du visage
- Vestimentaires : nickel, cuir, caoutchouc
- Médicaments : topiques antiprurigineux, colophane, mercure, néomycine
- Photo-allergènes : gels à base d'AINS, sulfamides, phénothiazines. Atteinte des zones découvertes

COMPLICATIONS

- Surinfections= impétiginisation
- Erythrodermie
- Chronicisation, lichénification
- Retentissement professionnel

TRAITEMENT

- **EVICTION DE L'ALLERGENE**
- Traitement symptomatique :
  - Soins locaux : toilette avec savon surgras, émollient
  - Dermocorticoïdes :
    - 1*/jour jusqu'à guérison
    - Visage : dermocorticoïdes d'action modérée (exemple : Desonide LOCAPRED®)
    - Corps : dermocorticoïdes d'action forte (exemple : Bétaméthasone DIPROSONE®), ou très forte (exemple : Bétaméthasone DIPROLENE®)

- En cas de lésions suintantes : nitrate d'argent avant les dermocorticoïdes
- En cas d'impétiginisation : antibiothérapie PO antistaphylococcique pendant 7 jours
- En cas d'eczéma chronique rebelle des mains : Alitrétinoïne TOCTINO®

• Si étiologie professionnelle : arrêt de travail et déclaration en maladie professionnelle indemnisable (délai de prise en charge= 15 jours ; maladie n°65), prévention primaire et secondaire

DERMATITE ATOPIQUE= ECZEMA ATOPIQUE= ECZEMA CONSTITUTIONNEL

114

- **Atopie= dermatite atopique (DA), asthme, rhino-conjonctivite allergique**

PHYSIOPATHOLOGIE

- Développement d'une réponse immunitaire, résultat d'une interaction entre facteurs inflammatoires, environnementaux et génétiques = réaction d'hypersensibilité retardée mettant en jeu les lymphocytes et les cellules présentatrices d'antigène, entrainant une libération de cytokines

CLINIQUE

- Dermatite atopique du nourrisson, à partir de 3 mois
  - **Lésions suintantes symétriques des zones convexes du visage**
  - Lésions d'eczéma aigu
  - Atteinte possible des oreilles, face d'extension des membres, pouce sucé, tronc
- Dermatite atopique de l'enfant > 2 ans :
  - **Lésions sèches des plis**
  - Lésions moins inflammatoires mais lichénification
  - Atteinte des plis de flexion, extrémités, voire diffuse
- Dermatite atopique de l'adolescent et de l'adulte :
  - Placards lichénifiés dans les mêmes territoires que l'enfant + mamelons et visage
  - Pulpite sèche
  - Dyshidrose (vésicules prurigineuses des faces latérales des doigts, des paumes et des plantes)
  - Eczéma nummulaire
  - Papules de prurigo
- Autres signes cutanés inconstants, non spécifiques :
  - Sécheresse cutanée= xérose
  - Pâleur du visage avec régions périorbitaires hyperpigmentées
  - Signe de Dennie-Morgan : double pli sous-palpébral inférieur
  - Pityriasis alba= dartres
  - Kératose pilaire

DIAGNOSTIC

- Positif, clinique. 4 arguments majeurs :
  - Antécédents personnels ou familiaux d'atopie
  - Prurit
  - Aspect et topographie typique des lésions
  - Evolution chronique

- Indications des tests allergologiques= prick tests, patch tests, tests de provocation orale, IgE sériques spécifiques :
  - DA grave= échec du traitement adapté et bien conduit
  - DA avec retard de croissance
  - DA avec signes d'allergie alimentaire, respiratoire ou de contact
- Diagnostic différentiel :
  - Chez le nourrisson :
    - Dermatite séborrhéique
    - Eczémas s'intégrant dans le cadre des déficits immunitaires
    - Gale du nourrisson
  - Chez le grand enfant et l'adulte :
    - Eczémas non atopiques : eczéma de contact, dyshidrose, eczéma nummulaire
    - Gale

EVOLUTION

- **PAR POUSSEES**
- Guérison dans l'enfance = 90%
- Association possible d'une autre manifestation atopique

COMPLICATIONS

- Chronicisation
- Infections :
  - Bactériennes : impétiginisation, portage de staphylocoque aureus
  - Virales : Pustulose varioliforme de Kaposi Juliusberg= surinfection par HSV d'une DA en poussée
    - Urgence diagnostique et thérapeutique
    - Clinique : dermatose vésiculo-bulleuse ou érosive explosive, évoluant vers la nécrose + syndrome infectieux sévère
    - Complications : atteintes viscérales (méningo-encéphalite, hépatite...), surinfection bactérienne à S.aureus, cicatrices, complications de la fièvre
    - Diagnostics différentiels : varicelle, impétigo bulleux, primo-infection à HSV1
    - Bilan : cytodiagnostic de Tzanck, culture sur liquide d'une vésicule, bilan du retentissement général
    - Traitement : antiviral anti-herpétique par Aciclovir IV sans attendre les résultats virologiques avec relais PO pour une durée de 7-10 jours + antibiothérapie anti-staphylococcique IV + antipyrétiques, antihistaminiques, soins locaux antiseptiques
  - Molluscum contagiosum (poxvirus)
- Autres manifestations atopiques : asthme, rhinite, conjonctivite allergique
- Retard de croissance dans les DA sévères
- Eczéma de contact
- Retentissement psychoaffectif
- Complications ophtalmologiques
- Erythrodermie

TRAITEMENT

- Traitement des poussées :
  - En 1ère intention : dermocorticoïdes, 1 application/jour jusqu'à disparition des lésions puis relais par émollient
    - Sur le visage et chez les enfants : dermocorticoïde d'activité modérée type Desonide LOCAPRED®
    - Pas de dermocorticoïde sur le siège des nourrissons (risque de passage systémique si dermocorticoïdes sous occlusion dans la couche)
    - **PRESCRIPTION D'UN NOMBRE LIMITE DE TUBES NON RENOUVELABLE. COMPTABILISER LE NOMBRE DE TUBES**
  - En cas d'intolérance ou d'échec des dermocorticoïdes : Tacrolimus topique PROTOPIC®
  - En cas d'impétiginisation : traitement antibiotique avant le traitement par dermocorticoïdes
- Traitement et mesures préventives des poussées :
  - En dehors des poussées : lutte contre la xérose : toilette au pain sans savon – crème émolliente (type DEROXYL®) 1*/jour après la douche – éviter de porter de la laine
  - Soutien psychologique
  - **EDUCATION DES PARENTS, règles hygiéno-diététiques :**
    - Vêtements en coton, éviter la laine
    - Vaccinations : calendrier vaccinal normal, mais différer transitoirement une injection si forte poussée de DA
    - Hygiène : bains courts ou douche, eau tiède, pain sans savon, émollient après le bain, couper les ongles courts
    - Alimentation : normale, pas de régime
    - Education thérapeutique, lutte contre la corticophobie
    - **EVITER TOUT CONTACT AVEC UN SUJET PORTEUR D'HERPES, RISQUE DE MALADIE DE KAPOSI JULIUSBERG**
    - Eviter le tabagisme passif et l'exposition aux allergènes
  - Antihistaminiques si prurit
- Traitement et mesures contre-indiqués ou inutiles : corticothérapie générale, régimes alimentaires, désensibilisation, cure thermales
- Si échec, rechercher : mauvaise compliance, existence d'un facteur aggravant (explorations allergologiques), résistance vraie au traitement (thérapeutiques d'exception : photothérapie, Ciclosporine)
- Surveillance, consultations spécialisées :
  - S'assurer de l'évolution favorable
  - Evaluer l'adhésion aux traitements
  - Mesurer la quantité de dermocorticoïdes utilisés
  - Réadapter le traitement

PSORIASIS

123

- Dermatose inflammatoire érythémato-squameuse chronique, fréquente, de l'adulte jeune

FACTEURS FAVORISANTS

- Hérédité
- Médicaments : bêta-bloquants, lithium, antipaludéens de synthèse, interféron, IEC, AINS, **SEVRAGE D'UNE CORTICOTHERAPIE GENERALE**
- Facteurs psychologiques
- Infections bactériennes
- Traumatismes cutanés (phénomène de Koebner)
- Alcoolisme
- Infection VIH
- Le soleil améliore les lésions

PSORIASIS VULGAIRE

- **Ne laisse pas de cicatrices**
- Lésion élémentaire : **plaque érythémato-squameuse bien limitée, arrondie/ovalaire non prurigineuse**
    - Couche superficielle : squames sèches. Signes de la bougie et de la rosée sanglante
    - Plaque érythémato-squameuse sous-jacente +/- entourée d'une zone plus claire = halo de Woronof
- Selon la taille des lésions : psoriasis punctata, guttata, nummulaire, en grandes plaques/nappes, universalis
- Répartition géographique grossièrement symétrique : face d'extension des coudes et des genoux, région lombo-sacrée, ombilic, cuir chevelu. Le visage est le plus souvent épargné
- Phénomène de Koebner non spécifique = psoriasis sur une cicatrice
- Diagnostics différentiels : eczéma nummulaire, dermatophytie, syphilis secondaire, pityriasis rosé de Gilbert

FORMES TOPOGRAPHIQUES

- Psoriasis des plis = psoriasis inversé : plaque rouge vif, bien limitée, brillante, lisse, peu ou pas squameuse des grands plis ou des petits plis (ombilic)
- Psoriasis palmo-plantaire pustuleux/non pustuleux
- Psoriasis unguéal :
    - Leuconychie
    - Onycholyse
    - Dépression ponctuées en dé à coudre
    - Hyperkératose sous unguéale
    - Périonyxis érythémato-squameux

- Psoriasis des muqueuses (buccales et génitales)
- Psoriasis du visage

FORMES GRAVES

- Erythrodermie psoriasique
  - Inaugurale ou non
  - Erythème généralisé sous intervalle de peau saine, AEG, fièvre
  - Rechercher un facteur déclenchant : arrêt d'une corticothérapie générale, infection
  - Complications potentiellement mortelles : troubles hydroélectrolytiques, métaboliques, surinfection, septicémie
- Psoriasis pustuleux généralisé de Zumbush
  - Evolution en 3 temps :
    - Début brutal : érythème généralisé avec AEG + fièvre à 40°C
    - Apparition de pustules aseptiques confluentes pouvant toucher les muqueuses
    - Assèchement et desquamation scarlatiniforme avec disparition de l'hyperthermie
  - Evolution par poussées. Rechercher un facteur déclenchant
  - Complications : idem que l'érythrodermie psoriasique
- Rhumatisme psoriasique. Pas de parallélisme entre l'atteinte cutanée et articulaire

EVOLUTION ET PRONOSTIC

- Evolution : chronique par poussées imprévisibles
- Pronostic : préjudice esthétique, psychologique, social. Risque de complications mortelles dans les formes graves.

TRAITEMENT

- **PAS DE CORTICOTHERAPIE GENERALE**
- Pas curatif
- Traitements locaux du psoriasis cutané :
  - Dermocorticoïdes d'action forte (exemple : Bétaméthasone DIPROSONE®) à très forte (exemple : Bétaméthasone DIPROLENE®) chez l'adulte.
  - Dérivés de vitamine D3 :
    - Calcipotriol DAIVONEX® (pas sur le visage)
    - Calcitriol SILKIS® (uniquement sur le visage et les plis)
  - Dermocorticoïde d'activité forte + Calcipotriol DAIVOBET®
  - Rétinoïdes : Tazarotène ZORAC®
  - Kératolytiques : Acide salicylique dans vaseline. Pas chez le nourrisson
  - Anthranol en application courte
- Photothérapies : Puvathérapie, photothérapie UVB TLO1
  - La puvathérapie nécessite la prise orale d'un produit photosensibilisant = psoralène
  - Re-puvathérapie = rétinoïde + puvathérapie
  - Modalités du traitement :
    - 2-3 séances/semaine jusqu'à blanchiment des lésions, pas de traitement d'entretien
    - Puvathérapie : éviter l'exposition solaire 12h après et port de lunettes noires

- Contre-indications :
    - Maladie avec photosensibilité (bilan préthérapeutique : FAN, anticorps anti-ADN natif), traitement photosensibilisant
    - Antécédent de cancer cutané
    - Antécédent de cataracte
    - Psoriasis érythrodermique, psoriasis pustuleux généralisé
    - Enfant <12 ans
    - En plus pour la puvathérapie : insuffisance hépatique ou rénale, grossesse
- Effets indésirables :
    - Réaction phototoxique = brûlure
    - Effet cancérigène : risque accru de carcinome épithélial et de mélanome
    - Cataracte
    - En plus pour la puvathérapie : nausées, vomissements

- Traitements généraux :
  - Acitrétine SORIATANE® :
    - Principaux effets indésirables : risque tératogène, sécheresse cutanéomuqueuse (lentilles de contact interdites), arthralgies/myalgies/céphalées, risque d'hypertension intracrânienne si association aux cyclines, augmentation des transaminases, hyperlipidémie, enthésopathie
    - Modalités de prescription : éliminer une grossesse et contraception obligatoire jusqu'à 2 ans après l'arrêt du traitement
    - Surveillance du bilan hépatique et lipidique, surveillance radiologique du rachis et calcanéum
    - Contre-indications : grossesse, hépatopathie, hyperlipidémie, hypervitaminose A, association aux cyclines
  - Méthotrexate :
    - Effets indésirables : tératogénicité, toxicité hépatique (cirrhose et fibrose), toxicité pulmonaire aiguë (pneumopathie) ou chronique (fibrose), leucopénie, macrocytose, céphalées, asthénie, troubles gastro-intestinaux
    - Modalités de prescription : dépister une grossesse, contraception obligatoire, éliminer des antécédents hépatiques ou hématologiques, bilan préthérapeutique : NFS, bilan hépatiques, créatininémie, sérologies hépatites B, C et VIH, radiographie de thorax/EFR
    - Surveillance : NFS et bilan hépatique toutes les 2-4 semaines puis espacés
    - Contre-indications : grossesse, insuffisance rénale, insuffisance hépatique, troubles hématologiques, déficits immunitaires
  - Ciclosporine NEORAL® :
    - Effets indésirables : toxicité rénale, HTA, cancers cutanés et lymphomes, hyperlipidémie, céphalées, troubles gastro-intestinaux, hyperplasie gingivale, hypertrichose
    - Modalités de prescription : prise de la tension artérielle, éliminer des antécédents d'insuffisance rénale, d'HTA, de cancer, bilan préthérapeutique : NFS, bilan rénal complet
    - Surveillance de la tension artérielle et de la créatininémie
    - Contre-indications : insuffisance rénale, hépatique, HTA non contrôlée, antécédent de cancer
  - Anti-TNF alpha = biothérapies :
    - Etanercept ENBREL® = protéine de fusion

- Infliximab REMICADE® = anticorps monoclonal chimérique anti-TNF alpha
- Adalimumab HUMIRA® = anticorps monoclonal totalement humain anti-TNF alpha
- Effets indésirables : réaction au point d'injection, réaction d'hypersensibilité, infections graves (tuberculose), manifestations auto-immunes, aggravation d'insuffisance cardiaque, pancytopénie, thrombopénie, pathologie démyélinisante du système nerveux central, lymphome
- Contre-indications : grossesse, allaitement, infections bactériennes évolutives, tuberculose, VIH, hépatite B ou C active, cancer, hémopathie maligne active, insuffisance cardiaque, vaccination par vaccins vivants, hypersensibilité à un composant
- Modalités de prescription : médicaments à prescription hospitalière, éliminer une grossesse, contraception, éliminer les sujets à risque : sérologies VIH, VHC, VHB, dépistage de la tuberculose, surveillance sous traitement uniquement clinique

Psoriasis vulgaire peu étendu	**Psoriasis vulgaire étendu**	**Psoriasis pustuleux généralisé ou érythrodermique**	**Rhumatisme psoriasique**
• Traitement d'attaque : DAIVOBET® ou dermocorticoïde d'activité forte ou très forte • Traitement d'entretien : dérivés de vitamine D3	• Photothérapie et/ou rétinoïdes • Si échec : Ciclosporine ou Méthotrexate • Si échec/intolérance de 2 des 3 traitements (photothérapie, Méthotrexate, Ciclosporine) : Anti-TNF alpha	• Acitrétine SORIATANE® • Si échec ou contre-indication : Ciclosporine ou Méthotrexate • **PHOTOTHERAPIE CONTRE-INDIQUEE**	• Méthotrexate ou Salazopyrine • Si échec/intolérance : Anti-TNF alpha

DERMOCORTICOIDES

174

- Absorption : 2 phénomènes majeurs :
  - Effet réservoir : accumulation de dermocorticoïdes dans la couche cornée et relargage progressif
  - Tachyphylaxie : résistance au traitement en cas d'application prolongée continue
- Actions biologiques : immunosuppressive, vasoconstrictrice, anti-inflammatoire, immunosuppressive

4 CLASSES SELON LE NIVEAU D'ACTIVITE

4 = très forte	3 = forte	2 = modérée	1 = faible
• Bétaméthasone DIPROLENE® • Clobétasone DERMOVAL®	• Bétaméthasone DIPROSONE® • Diflucortolone NERISONE® • Hydrocortisone LOCOID®	• Desonide LOCAPRED® • Desonide TRIDESONIT®	• Hydrocortisone HYDRACORT®

CONTRE-INDICATIONS

- Infections :
  - Bactériennes : impétigo, furoncles
  - Virales : herpès, zona, varicelle
  - Mycosiques : candidose
  - Parasitaires : gale
- Dermatoses fessières du nourrisson
- Acné
- Rosacée

COMPLICATIONS LOCALES

- Infections : bactériennes, candidose, aggravation d'un herpès ou d'un zona
- Modifications tégumentaires :
  - Atrophie cutanée
  - Vergetures
  - Purpura, ecchymoses
  - Dépigmentation
  - Hypertrichose
  - Acné
- Retard de cicatrisation

- Dermatoses spécifiques : dermite rosacéiforme du visage, granulome périnéo-fessier = granulome glutéal infantile
- Phénomènes de rebond et de tachyphylaxie
- Eczéma de contact aux excipients

ACCIDENTS SYSTEMIQUES CHEZ LE NOURRISSON ET LE PETIT ENFANT

- Syndrome Cushingoïde
- Dépression corticotrope
- Retard de croissance
- Facteurs favorisants : dermocorticoïdes d'activité forte ou très forte, grande surface corporelle traitée, occlusion, utilisation prolongée

MODALITES D'UTILISATION

- **Enfant : pas de dermocorticoïde d'activité très forte, aucun dermocorticoïde sur le siège tant qu'il y a des couches**
- **Visage et plis : pas de dermocorticoïde d'activité très forte, dermocorticoïdes d'activité modérée**
- **Une seule application par jour**
- **Arrêt progressif dans le cas du psoriasis pour éviter le phénomène de rebond**
- **Prescrire un nombre limité de tubes et les comptabiliser**

TOXIDERMIES

181

- Eruptions cutanées souvent déclenchées par les médicaments par voie systémique

TOXIDERMIES BENIGNES (90%)

- Toxidermies érythémateuses : les + fréquentes
  - Diagnostic positif : érythème le + souvent polymorphe, +/- hyperéosinophilie
  - Eléments cliniques orientant vers une étiologie médicamenteuse :
    - Phase prodromique absente ou modérée
    - Polymorphisme lésionnel
    - Début aux plis
    - Atteinte palmo-plantaire
    - Pas d'énanthème
    - Prurit
    - Fièvre modérée ou absente
    - **Prise médicamenteuse 4-14 jours avant l'éruption**
    - Disparition rapide de l'éruption après arrêt du traitement incriminé
  - Diagnostic différentiel :
    - Eruption infectieuse
    - Début d'une toxidermie grave : **TOUJOURS RECHERCHER DES SIGNES DE GRAVITE**
    - Principaux médicaments incriminés : bêta-lactamines, sulfamides, anticomitiaux, sels d'or
- Toxidermies urticariformes :
  - Urticaire immédiate (pénicillines, aspirine, AINS, PCI) : **début quelques minutes à heures après la prise**, le plus souvent banale mais risque de choc anaphylactique
  - Urticaire profonde à type d'angio-œdème (IEC)
  - Tableau proche de la maladie sérique aiguë (éruption urticarienne, fièvre, arthralgies)
- Photosensibilité médicamenteuse = phototoxicité = photoallergie
  - Survenue dans les heures suivant une exposition solaire, localisation sur les zones découvertes
  - Médicaments incriminés : tétracyclines, quinolones, sulfamides, fibrates, phénothiazines, Amiodarone, Puvathérapie
- Erythème pigmenté fixe
  - Seul tableau spécifique de toxidermie
  - Plaque érythémateuse bien limitée +/- décollement bulleux central évoluant en quelques heures vers une pigmentation noirâtre
  - Médicaments incriminés : sulfamides, barbituriques, laxatifs
  - La réintroduction du médicament entraîne une récidive au même endroit

TOXIDERMIES GRAVES

- Angio-œdème = œdème de Quincke
- Toxidermie pustuleuse = pustulose exanthématique aiguë généralisée = PEAG
  - Eruption vésiculeuse sur fond d'érythème en nappe, atteinte des grands plis
  - Début brutal, fièvre, AEG, hyperleucocytose à PNN
  - **Délai de survenue court = 1-4 jours**
  - Médicaments incriminés : macrolides, pristinamycine, bêta-lactamines, DILTIAZEM®
- Syndrome d'hypersensibilité médicamenteuse ou DRESS (Drug Rash with Eosinophila and Systemic Symptoms)
  - Clinique :
    - **Début : 2-6 semaines après la prise médicamenteuse**
    - Eruption cutanée grave, étendue voire érythrodermique
    - Signes extra-cutanés : fièvre, arthralgies, adénopathies,
    - Risque de complications viscérales : hépatite cytolytique, pneumopathie d'hypersensibilité, néphropathie interstitielle, myocardite, péricardite
  - Bilan paraclinique :
    - Des complications : NFS plaquettes, frottis sanguin, ionogramme, urée, créatininémie, plasmatiques et urinaires, BU, protéinurie des 24h, ECG, CPK, LDH, bilan hépatique complet, radiographie de thorax
    - Diagnostics différentiels : biopsie cutanée, bilan infectieux (sérologie VIH, antigénémie p24, sérologie et PCR EBV, CMV, HHV6, parvovirus B19, HBV, HCV, toxoplasmose, TPHA-VDRL)
    - NFS : hyperéosinophilie importante, syndrome mononucléosique, hypoplasie médullaire
  - Médicaments incriminés : anticonvulsivants, allopurinol, sels d'or
  - Traitement :
    - ARRET DU MEDICAMENT
    - Corticothérapie générale, dermocorticoïdes
- Toxidermies bulleuses (formes les plus graves)= syndrome de Stevens Johnson et syndrome de Lyell. Points communs :
  - Mêmes causes médicamenteuses : sulfamides, AINS, anticonvulsivants, bêta-lactamines, Allopurinol, Névirapine
  - **Délai de survenue : 7-21 jours**
  - Histologie : nécrose épidermique, bulle sous épidermique, œdème dermique, **immunofluorescence directe négative**
  - Lésions élémentaires = bulles évoluant vers le décollement cutané
- Syndrome de Stevens Johnson = ectodermose superficielle
  - Clinique :
    - Eruption cutanée : maculo-papules, plaques purpuriques, pseudo-cocardes, bulles, jusqu'au décollement cutané, atteignant **<10% de la surface cutanée**
    - Atteinte muqueuse constante, intense (buccale, oculaire et génitale)
  - Complications :
    - Oculaires
    - Si décollement étendu : nécrolyse épidermique toxique
  - Diagnostic différentiel = érythème polymorphe :

Syndrome de Stevens Johnson	Erythème polymorphe
• Etiologie : médicaments • Age : adultes • Eruption : polymorphe • Topographie : moins systématisée • Atteinte muqueuse et signes généraux : sévères • Durée : plus longue	• Etiologie : post-infectieuse (10-15 jours) • Age : enfants, adultes jeunes • Eruption : cocardes typiques • Topographie : symétrique : extrémités, paumes, plantes • Atteinte muqueuse et signes généraux : absents ou limités • Durée : quelques jours

- Syndrome de Lyell = nécrolyse épidermique toxique :
  - Clinique :
    - +/- prodromes : syndrome grippal 2-3 jours
    - Début brutal, atteinte des muqueuses
    - Lésions cutanées : érythème rouge sombre, chaud, douloureux, +/- purpurique, confluant avec signe de Nikolsky positif (signe observé en exerçant une pression tangentielle ou un frottement de la peau à la base d'une lésion. Si cette pression ou ce frottement entraîne un décollement cutané, cela objecte d'une dermatose bulleuse).
    - Décollements cutanés en 24-72 h « en linge mouillé » mettant le derme à nu
    - Fièvre élevée
  - Diagnostics différentiels : épidermolyse staphylococcique, pemphigus vulgaire
  - Complications :
    - Mortalité = 25%
    - Septicémie
    - Pertes hydroélectrolytiques, déshydratation, insuffisance rénale fonctionnelle, insuffisance cardiaque
    - Atteinte broncho-pulmonaire : polypnée, hypoxémie
    - Atteinte digestive
    - Atteinte hématologique : anémie, lymphopénie, thrombopénie, neutropénie
    - Cytolyse hépatique, hyperamylasémie, augmentation des CPK
    - Décompensation de tares préexistantes
    - Séquelles cutanéomuqueuses et oculaires (syndrome sec, synéchies)

CONDUITE A TENIR DEVANT UNE SUSPICION DE TOXIDERMIE GRAVE

- Hospitalisation en urgence en unité de soins intensifs
- **ARRET DE TOUS LES MEDICAMENTS SUSPECTS**
- Examen clinique :
  - Interrogatoire : prise antérieure de ce médicament, comorbidités
  - Etablissement de **l'IMPUTABILITE INTRINSEQUE (SCORE CHRONOLOGIQUE + SCORE SEMIOLOGIQUE) ET DE L'IMPUTABILITE EXTRINSEQUE (bibliographie)**
  - Examen physique :
    - Bilan cutané : étendue des lésions (les entourer), topographie, taille des bulles, signe de Nikolsky, érosions
    - Bilan de l'atteinte muqueuse : examen ORL, ophtalmologique, des organes génitaux externes, de l'anus et du périnée

        - Bilan des complications : pulmonaires (polypnée, hypoxie), surinfection, déshydratation (tension artérielle, pli cutané, diurèse)
- Bilan paraclinique :
    - Biologie (recherche une déshydratation) :
    - NFS plaquettes, ionogramme, urée, créatinine sanguins
    - Recherche d'une atteinte pulmonaire : gaz du sang, radiographie du thorax
    - Histologie cutanée
- Mesures symptomatiques
    - **STATUT ANTITETANIQUE ET VACCINATION**
    - Pose d'une voie veineuse en peau saine
    - Remplissage et correction des troubles hydroélectrolytiques
    - Lutte contre la dénutrition : sonde nasogastrique, alimentation entérale
    - Soins locaux :
        - Eviter les traumatismes cutanés
        - Antisepsie cutanée et vaseline sur les téguments et muqueuses
        - Collyres neutres et bains de bouche pluriquotidiens
    - Faire expectorer
    - Antalgiques IV majeurs
    - Prévention : de l'ulcère de stress, des complications de décubitus, des infections cutanées (secteur d'isolement, règles d'hygiène)
    - Adapter les glycémies
    - Réchauffer
- Surveillance :
    - Constantes : tension artérielle, fréquence cardiaque, fréquence respiratoire, **DIURESE**, conscience, température
    - Extension du décollement
    - Douleur
    - **DECLARATION A LA PHARMACOVIGILANCE**
- A la sortie :
    - **Education**
    - **Remise d'une liste écrite des médicaments contre-indiqués A VIE**
    - **Carte à porter toujours sur soi mentionnant l'allergie**
    - **Informer l'entourage et les médecins traitants**
    - **Contre-indiquer l'automédication**
- **Toujours rechercher des antécédents de toxidermie avant toute prescription**

DERMATOSES BULLEUSES

En +

- Bulle = collection liquidienne > 3 mm de diamètre
  - Intra-épidermique : flasque, fragile
  - Sous épidermique : tendue, résistante
  - Intradermique
- Une bulle se rompt et laisse :
  - Des érosions superficielles parfois croûteuses de forme arrondie ou polycyclique
  - Larges décollements épidermiques en « linge mouille » mettant le derme à nu
- Rechercher le signe de Nikolsky : décollement cutané à la pression digitale, recherché en peau saine

EXAMEN CLINIQUE ET PARACLINIQUE D'UN PATIENT AVEC DES LESIONS BULLEUSES

- Interrogatoire :
  - Antécédents personnels ou familiaux de pathologies dermatologiques ou auto-immunes
  - Infection respiratoire ou herpétique récente
  - Grossesse en cours
  - Age de début
  - Facteurs déclenchants : médicaments pris, exposition solaires, contact avec des agents chimiques ou physiques
  - Prurit
- Examen physique :
  - Aspects des bulles : tendues = bulles sous épidermiques, flasques = bulles intra-épidermiques ; siège, nombre et taille
  - Signe de Nikolsky
  - Erosions cutanées
  - Atteinte muqueuse
  - Aspect de la peau péri-bulleuse
  - Topographie, étendue des lésions
  - Complications : déshydratation, surinfection
- Bilan paraclinique :
  - Etiologique :
    - NFS (recherche hyperéosinophilie, un syndrome infectieux, une cytopénie)
    - Examen bactériologique du contenu d'une bulle
    - Immunologie : recherche d'auto-anticorps anti-épiderme ou jonction dermo-épidermique
    - Cytodiagnostic de Tzanck : recherche de cellules acantholytiques dans le pemphigus
    - Biopsie cutanée pour histologie standard et immunofluorescence directe
  - Retentissement : ionogramme, créatinine, albumine sériques

ETIOLOGIES DES LESIONS BULLEUSES CHEZ L'ADULTE

- Dermatoses bulleuses auto-immunes :
  - Sous-épidermiques : pemphigoïde bulleuse, pemphigoïde gestationis
  - Intra-épidermiques : pemphigus auto-immun, paranéoplasique, médicamenteux
- Toxidermies : syndrome de Lyell, de Stevens Johnson, érythème pigmenté fixe bulleux généralisé, pustulose exanthématique généralisée
- Infectieuses :
  - Bactériennes : impétigo bulleux, épidermolyse staphylococcique aiguë
  - Virales : varicelle, zona, herpès. Erythème polymorphe
- Agents externes : brûlures
- Héréditaires
- Porphyrie cutanée tardive

EXANTHEMES

314

- Eruption érythémateuse diffuse d'apparition aiguë. 2 grands types de causes : infections et médicaments

DEMARCHE DIAGNOSTIQUE

- Age : enfants= plutôt infections
- Antécédents : infectieux, allergiques, vaccinations, voyages outre mer, prises médicamenteuses récentes, facteurs de risque d'infections sexuellement transmissibles (IST)
- Histoire de l'éruption : notion de contage, piqûre de tique, mode de début, topographie initiale et mode d'extension, association à un prurit, signes généraux et d'atteinte viscérale
- Examen clinique :
    - Aspect de l'éruption :

SCARLATINIFORME	MORBILLIFORME	ROSEOLIFORME
• <u>Clinique</u> : - Grandes nappes rouges confluentes - **Pas d'intervalle de peau saine** - Sensation de chaleur/cuisson - Piqueté purpurique sur les plaques - **Desquamation prédominant aux extrémités avec aspect en doigt de gant** • <u>Causes infectieuses :</u> - Scarlatine - Infections staphylococciques - Début d'une varicelle, au maximum d'une rubéole - Septicémies à staphylocoque, streptocoque, méningocoque - Typhoïde, leptospirose, hydatidose… • <u>Toxidermies</u> • <u>Maladie de Kawasaki</u>	• <u>Clinique :</u> - Macules lenticulaires saillantes, rouges ou roses, irrégulières - Peuvent confluer en petits placards à bords déchiquetés mais **persistance d'intervalles de peau saine** - Fines desquamation en fin d'évolution • <u>Causes infectieuses :</u> - Primo-infection VIH - Rougeole, rubéole, mégalérythème épidémique - Mononucléose, CMV, hépatites virales - Toxoplasmose - Entérovirus, adénovirus, arbovirus - Rickettsioses, fièvre Q, Mycoplasma pneumoniae • <u>Toxidermies</u> • <u>Maladie de Still</u> • <u>Hémopathies</u> • <u>Lymphomes T CD8+</u>	• <u>Clinique :</u> - Macules rondes ou ovalaires, planes, roses pâles, bien limitées, régulières - Disposition régulière, **avec intervalles de peau saine** - Eruption très **frustre passant souvent inaperçue** • <u>Causes infectieuses :</u> - Rubéole - Syphilis secondaire - Erythème subit du nourrisson - Typhoïde • <u>Toxidermies</u> • <u>Erythème pudique</u>

- Examen systématique des muqueuses et phanères
- Recherche d'adénopathies et de splénomégalie

- Examens complémentaires guidés par la clinique
- **TOUJOURS ELIMINER UNE GROSSESSE CHEZ LA FEMME POUR ELIMINER LES INFECTIONS A RISQUE**

CONDUITE A TENIR

- Eliminer une urgence thérapeutique : primo-infection VIH, Kawasaki…
- Eliminer une toxidermie
- Orientation selon le contexte : épidémique, facteurs de risque d'IST
- Rechercher une grossesse ou un contact avec une femme enceinte
- Au terme de l'enquête clinique, bilan biologique :
  - Chez l'adulte, si aucune cause n'est évidente : NFS plaquettes, bilan hépatique, charge virale VIH, antigénémie p24, TPHA-VDRL, MNI test
  - Chez la femme enceinte : sérologies rubéole, toxoplasmose, CMV, syphilis
  - Chez l'enfant :
    - Suspicion de scarlatine : NFS plaquettes, test de diagnostic rapide du streptocoque
    - Suspicion de Kawasaki : NFS plaquettes, échographie cardiaque

ETIOLOGIES DES ERYTHEMES SCARLATINIFORMES

- Scarlatine :
  - **Streptocoque hémolytique du groupe A sécréteur d'une toxine érythrogène**
  - Chronologie :
    - Incubation = 2-4 jours
    - Début brutal : fièvre à 39-40°C, angine érythémateuse, adénopathies cervicales, nausées/vomissements
    - 48h plus tard : exanthème scarlatiniforme généralisé, **EPARGNANT LES PAUMES/PLANTES/REGION PERIBUCCALE**, prédominant à la partie basse du tronc et aux plis de flexion
    - J7-J15 : desquamation en grands lambeaux donnant aux extrémités un aspect en « doigts de gant »
  - Association à un énanthème = grande valeur diagnostique. Aspect caractéristique de la langue :
    - J1 : blanche, saburrale
    - J3-J4 : desquamation rouge des bords et de la pointe avec mise à nu des papilles **(aspect typique en « V »)**
    - J5 : desquamation totale : **langue framboisée**
    - J15 : normalisation
  - Diagnostic : test de diagnostic rapide du streptocoque
  - Complications : choc toxique, dissémination du streptocoque (arthrite, angiocholite), otite moyenne aiguë et sinusite, rhumatisme articulaire aigu, glomérulonéphrite
  - Traitement : pénicilline A 50 mg/kg/j en 2 prises/jour pendant 6 jours hors allergies aux pénicillines

- Dépistage des sujets contact et éviction scolaire jusqu'à 2 jours après le début de l'antibiothérapie

- Infections staphylococciques avec manifestations cutanées et générales (exotoxines exfoliantes) :
  - Scarlatine staphylococcique : exanthème autour d'un foyer suppuratif avec fièvre, nausées, céphalées, généralisation secondaire et desquamation à partir de J10
  - Choc toxique staphylococcique
  - Epidermolyse staphylococcique :
    - Enfant <5 ans, adulte immunodéprimé
    - Début : infection focale muqueuse ou cutanée
    - Apparition d'un exanthème rouge brique douloureux des grands plis et péri-orificiel
    - Extension à tout le tégument : signe de Nikolsky positif
    - Etat général peu altéré
    - Biopsie cutanée : décollement intra-épidermique superficiel
- Début d'une varicelle
- Au maximum de l'éruption d'une rubéole
- Certaines septicémies
- Typhoïde, leptospirose, hydatidose
- Causes médicamenteuses
- Syndrome de Kawasaki :
  - Etiologie = vascularite d'origine indéterminée survenant surtout chez le nourrisson
  - Clinique : **le diagnostic est posé s'il existe au moins 5 des 6 critères suivants :**
    - **Fièvre isolée > 5 jours**
    - **Exanthème scarlatiniforme ou morbilliforme**
    - **Enanthème (en particulier chéilite, langue framboisée, pharyngite)**
    - **Adénopathies cervicales > 1.5 cm**
    - **Atteinte des extrémités : érythème des paumes et des plantes, œdème induré, desquamation**
  - Formes atypiques : troubles cardiovasculaires, digestifs, méningite, arthralgies, myosite, urétrite, iridocyclite
  - Diagnostics différentiels ; scarlatine, syndrome de choc toxique staphylococcique, érythème toxique, panartérite noueuse, mononucléose infectieuse
  - Examens complémentaires :
    - Syndrome inflammatoire, thrombocytose
    - **Echographie cardiaque recherchant un anévrysme des coronaires** (dès la suspicion puis tous les 6 mois)
    - Echographie abdominale recherchant un hydrocholécyste
  - Complications : **anévrysmes des coronaires avec risque d'infarctus du myocarde**, atteinte myocardique, péricardique
  - Traitement : immunoglobulines IV, Aspirine à dose anti-inflammatoire puis anti-agrégante au long cours

ETIOLOGIES DES ERYTHEMES MORBILLIFORMES

- Rougeole **(DECLARATION OBLIGATOIRE)**
  - Agent pathogène= morbillivirus, transmission interhumaine par gouttelettes (source = sécrétions des voies aériennes supérieures et bronchiques). Touche surtout les enfants, adolescents et jeunes adultes non vaccinés. Incubation = 8-13 jours.

- Clinique :
  - Période d'invasion : catarrhe oculo-respiratoire fièvre à 39°C, +/- signes digestifs et neurologiques, signe de **KÖPLICK**= points blanchâtres sur la muqueuse jugale érythémateuse, persistant jusqu'à l'éruption
  - Eruption cutanée : débute à la tête et au visage, d'extension descendante en 3-4 jours, faite de maculo-papules non prurigineuses s'effaçant à la vitropression avec intervalles de peau saine, accompagnée de polyadénopathies, œdème palpébral, rhinite, conjonctivite et fièvre décroissante
  - Période de desquamation
- Complications, de 2 types, liées au virus ou secondaires à des surinfections bactériennes :
  - Complications respiratoires : surinfection des voies aériennes supérieures (rhinite purulente, pharyngite, otite moyenne aiguë, laryngite), atteintes bronchiques et pulmonaires (atteinte pulmonaire par le virus, bronchiolite aiguë, pneumothorax, atélectasie, emphysème, pneumopathie interstitielle à cellules géantes chez l'immunodéprimé, séquelles et insuffisance respiratoire chronique)
  - Complications neurologiques : encéphalite aiguë post-éruptive entre le 4ème et le 7ème jour gravissime, panencéphalite sclérosante subaiguë survenant dans les mois à années, d'issue fatale
  - Forme maligne : rougeole sévère hémorragique
- Diagnostic biologique : sérologie virale (présence d'IgM spécifiques), détection d'IgM salivaires, PCR sur sang, salive ou prélèvement rhino-pharyngé
- Prise en charge : **DECLARATION OBLIGATOIRE**
  - Pas de traitement spécifique
  - Traitement symptomatique et antibiotique si surinfection bactérienne
- Prévention = **VACCINATION**
  - Virus vivant atténué sous forme mono ou trivalente (avec rubéole et oreillons = ROR), contre-indiqué chez la femme enceinte et l'immunodéprimé
  - **Non obligatoire mais recommandé : vaccin trivalent avec 1ère dose à 12 mois (9 mois si mode de garde en collectivité), 2ème dose entre 13 et 24 mois (de 12 à 15 mois si collectivité)**

• Rubéole
- Clinique :
  - Incubation =14-21 jours
  - Formes asymptomatiques fréquentes
  - Phase prodromale : fièvre modérée, céphalées, conjonctivite
  - Phase d'état : exanthème maculo-papuleux commençant par le visage et le cou s'étendant au tronc persistant 3-4 jours, adénopathies
- Complications : thrombocytopénie, arthrites, encéphalites, hépatites, aplasie médullaire, **RISQUE TERATOGENE**
- Diagnostic biologique : sérologie, leucopénie
- Traitement : symptomatique
- Prévention : vaccination. Virus vivant atténué sous forme trivalente (avec rougeole et oreillons = ROR), contre-indiqué chez la femme enceinte et l'immunodéprimé. **Non obligatoire mais recommandé : vaccin trivalent avec 1ère dose à 12 mois (9 mois si mode de garde en collectivité), 2ème dose entre 13 et 24 mois (de 12 à 15 mois si collectivité)**

- Primo-infection VIH
- Mégalérythème épidémique= 5ème maladie (infection à Parvovirus B19)
    - Incubation = 8-10 jours
    - Exanthème évoluant en 3 temps :
        - Atteinte initiale du visage, aspect en « paire de gifles »
        - Exanthème morbilliforme 2-3 jours plus tard à la racine des cuisses, évoluant vers les extrémités, épargnant les paumes et les plantes
        - Guérison en 6-10 jours
    - Syndrome infectieux discret
    - Risque d'érythroblastopénie si anémie hémolytique sous-jacente
    - RISQUE DE COMPLICATIONS FŒTALES SI PRIMOINFECTION CHEZ LA MERE
- Entérovirus, adénovirus, EBV, CMV, hépatites virales, arbovirus, rickettsioses, fièvre Q, Mycoplasma pneumoniae, toxoplasmose
- Causes médicamenteuses
- Maladie de Still :
    - Enfant, adultes jeunes
    - Fièvre vespérale élevée (apyrexie matinale), polyarthrite, éruption cutanée récidivante et fugace, +/- adénopathies, hépatosplénomégalie, péricardite, myocardite
    - Syndrome inflammatoire, bilan infectieux et auto-immun négatifs

ETIOLOGIES DES ERYTHEMES ROSEOLIFORMES

- **Syphilis secondaire**
- Roséole infantile= érythème subit du nourrisson= 6ème maladie
    - Affection du nourrisson
    - Agents infectieux = HHV 6, entérovirus
    - Incubation = 5-15 jours
    - Phase d'état caractéristique en 2 phases :
        - Fièvre isolée élevée bien supportée durant 3 jours, tympans congestif
        - Chute brutale de la fièvre et apparition d'un exanthème maculo-papuleux fin et confluent atteignant le tronc, durant 1-2 jours, disparaissant sans desquamation
    - Complications : otite moyenne aiguë, convulsions fébriles
    - Traitement symptomatique
- Fièvre typhoïde
- Causes médicamenteuses
- Erythème pudique, non pathologique

ERYTHRODERMIES

- Eruption érythémateuse ou érythémato-squameuse diffus touchant >90% du tégument, sans intervalle de peau saine
- Etiologies principales (moyen mnémotechnique = PEMPHIGU)
    - Psoriasis
    - Eczéma
    - Médicaments
    - Pityriasis rubra pilaire

- Hématodermies (lymphomes cutanés T épidermotropes= mycosis fungoïde et syndrome de Sézary))
- Idiopathique
- Gale norvégienne
- U= maladie de Leiner-Moussous = dermatite séborrhéique du nourrisson

- Complications :
  - Syndrome septique avec fièvre, frissons et AEG, même en l'absence d'infection
  - Déshydratation, insuffisance rénale fonctionnelle
  - Défaillance cardiaque
  - Dénutrition, œdème d'hypoalbuminémie
- Conduite à tenir : urgence thérapeutique
  - Hospitalisation en urgence
  - Traitement symptomatique : réhydratation, renutrition, réchauffement
  - Arrêt de tout médicament suspect
  - Bilan étiologique :
    - Biopsie cutanée pour histologie standard, immunofluorescence directe et recherche d'un clone T dans la peau
    - NFS
    - Recherche de cellules de Sézary circulantes, recherche d'un clone T sanguin
    - LDH
    - Radiographie thoracique de face et de profil
  - Bilan du retentissement : ionogramme sanguin, créatininémie, albuminémie, hémocultures
  - Traitement étiologique

DERMATOSES FACIALES – ACNE

232

- 3 facteurs physiologiques principaux :
  - Hyperséborrhée
  - Hyperkératose du canal sébacé
  - Propionibacterium acnes

DIAGNOSTIC = CLINIQUE

- Acné polymorphe juvénile = acné vulgaire = acné papulopustuleuse = forme typique de l'adolescent :
  - Début avant la puberté
  - Séborrhée du visage
  - Lésions polymorphes :
    - Rétentionnelles = microkystes, comédons fermés ou ouverts
    - Inflammatoires : superficielles (papulopustules), profondes (nodules)
    - Cicatrices pigmentées atrophiques ou hypertrophiques
  - Siège : visage, nuque, partie supérieure du tronc
- Formes sévères, plus fréquentes chez le garçon :
  - Acné nodulaire et acné conglobata :
    - Atteinte diffuse
    - Lésions profondes : macrokystes, nodules inflammatoires, abcès, fistules
    - Evolution chronique cicatricielle
  - Acné fulminans :
    - Début brutal, spontané ou après mise en route d'un traitement par Isotrétinoïne
    - Nombreuses lésions nodulaires suppuratives évoluant vers des lésions ulcéronécrotiques hémorragiques
    - Hyperthermie à 39-40 °C, arthralgies, AEG, hyperleucocytose
- Acné néonatale due aux androgènes maternels
- Acné féminine tardive. Attention, si signes d'hyperandrogénie ou d'hypercorticisme, faire un bilan hormonal
- Acné d'origine exogène :
  - A suspecter devant un ou plusieurs des éléments suivants : évolution rapide, début à un âge inhabituel, siège inhabituel, lésions très inflammatoires et peu comédoniennes
  - Etiologies :
    - Origine professionnelle : huiles minérales, exposition à des hydrocarbures
    - Origine cosmétique (corps gras comédogènes)
    - Détergents : excès de savonnage, utilisation abusive d'antiseptiques liquides
    - Médicaments : hormones (corticoïdes, androgènes, progestatifs de synthèse), antituberculeux (Isoniazide, rifampicine), vitamine B12, anticonvulsivants, lithium, Ciclosporine, halogénés
- Très rare syndrome SAPHO = Synovite, Acné, Pustulose palmo-plantaire, Hyperostose et Ostéite

DIAGNOSTICS DIFFERENTIELS

- **La présence de comédons est spécifique de l'acné**
- Rosacée
- Dermite faciale aux corticoïdes
- Folliculite infectieuse
- Syphilides acnéiformes

TRAITEMENT

- Toujours évaluer son efficacité à 3 mois
- Traitements locaux :

Rétinoïdes topiques	Peroxyde de benzoyle	Antibiotiques topiques
• Molécules : Adapalène DIFFERINE®, Trétinoïne KEFFRANE® • Mécanisme d'action : correction de l'hyperkératinisation • Effets indésirables : irritation, photosensibilisation, allergie de contact • Pas d'association aux rétinoïdes PO	• Mécanisme d'action : anti-inflammatoire, anti-P.acnes • Effets indésirables : idem rétinoïdes topiques	• Molécules : Clindamycine, Erythromycine • Mécanisme d'action : anti-inflammatoire, anti-P.acnes • Bonne tolérance • Pas d'association aux antibiotiques PO, toujours à associer au Peroxyde de benzoyle ou aux rétinoïdes topiques

- Traitements généraux :
  - Antibiothérapie PO : Tétracyclines : Doxycycline ou Lymécycline. Limitée à 3 mois en continu
    - Contre-indications : grossesse (contraception obligatoire), association à l'Isotrétinoïne orale (risque d'hypertension intracrânienne)
    - Effets indésirables : photosensibilisation, troubles digestifs
  - Gluconate de zinc : activité anti-inflammatoire, utilisé si contre-indication aux cyclines
  - Hormonothérapie chez la femme : Ethinylestradiol (anti-androgénique) + acétate de cyprotérone (pas d'activité androgénique) = DIANE 35® ou Ethinylestradiol + norgestimate = TRICILEST®
  - Isotrétinoïne CURACNE®, PROCUTA®, ROACUTANE®
    - Médicament sébosuppresseur, kératolytique, anti-inflammatoire
    - Indications : acné conglobata, acnés sévères, résistant à un traitement d'au moins 3 mois associant antibiotiques systémiques et traitements topiques
    - **RISQUE TERATOGENE – CONTRACEPTION EFFICACE OBLIGATOIRE CHEZ LA FEMME (début 1 mois avant le début du traitement, arrêt 1 mois après l'arrêt du traitement). Attention DIANE 35® ET TRICILEST® n'ont pas l'AMM comme contraceptifs.**

    - Surveillance : dosage des transaminases, cholestérol total et triglycérides avant le traitement, à 1 mois puis tous les 3 mois ; tests de grossesse tous les mois puis à 5 semaines après l'arrêt du traitement
    - Effets indésirables : risque tératogène, photosensibilisation, sécheresse cutanéomuqueuse (lentilles de contact interdites), arthralgies/myalgies/céphalées, exacerbation de l'acné les 4 premières semaines de traitement, risque d'hypertension intracrânienne si association aux cyclines, augmentation des transaminases, hyperlipidémie, hyperostoses, dépression et risque suicidaire
    - Prévenir le patient des effets indésirables notamment tératogènes par oral et écrit avec accord écrit du patient, risque d'exacerbation des lésions le 1er mois, 2ème moyen de contraception par préservatifs
- Traitement d'appoint :
  - Hygiène : cosmétiques non comédogènes, toilette avec un produit doux, crème hydratante adaptée car les traitements topiques sont irritants, ne pas manipuler les lésions, pas d'antiseptiques
  - Microchirurgie = extraction des lésions rétentionnelles : après quelques semaines de traitement local dans les acnés rétentionnelles, avant mise sous traitement par Isotrétinoïne dans les acnés nodulaires
  - Photoprotection si exposition solaire
- Modalités du traitement :
  - Acné rétentionnelle : rétinoïde topique + microchirurgie
  - Acné inflammatoire papulopustuleuse. Si localisée: Peroxyde de benzoyle ; si généralisée : antibiothérapie orale + peroxyde de benzoyle ou rétinoïdes topiques
  - Acné sévère nodulaire : Isotrétinoïne

DERMATOSES FACIALES – DERMATITE SEBORRHEIQUE

232

- Agent responsable = Malassezia furfur = levure lipophile

CLINIQUE

- Forme type :
  - Plaques érythémato-squameuses mal limitées, squames grasses, prurit modéré
  - Topographie caractéristique : zones séborrhéiques du visage
  - Evolution chronique par poussées, favorisées par le stress, aggravation en hiver, amélioration en été (soleil)
- Autres formes : cuir chevelu, tronc, organes génitaux externes

FACTEURS DE RISQUE

- VIH
- Ethylisme chronique
- Stress, dépression
- Néoplasie ORL
- Parkinson
- Neuroleptiques
- Pancréatite chronique

DIAGNOSTIC DIFFERENTIEL

- Au visage : rosacée, lupus, psoriasis
- Au cuir chevelu : teignes, psoriasis
- Au tronc : dermatophyties à type d'herpès circiné

TRAITEMENT

- Antifongiques : Kétoconazole moussant KETODERM® sachet, Ciclopiroxolamine MYCOSTER® crème
- Anti-inflammatoires : Gluconate de Lithium LITHIODERM®
- Dermocorticoïdes d'activité moyenne ou forte pendant quelques jours dans les formes très inflammatoires
- Mesures associées : exposition solaire, prise en charge d'un éthylisme
- Dans les formes extensives ou rebelles au traitement : faire une sérologie VIH

Notes personnelles

DERMATOSES FACIALES - ROSACEE 232

PHYSIOPATHOLOGIE

- Aux stades I et II : anomalie primitive vasculaire de la face
- Aux stades III et IV : rôle de Demodex folliculorum (acarien) ?

CLINIQUE

- 2 hommes/1 femme. Début vers 40-50 ans
- Diagnostic clinique, pas d'examen complémentaire
- Stade I = stade des flushes = bouffées vasomotrices :
  - Erythème paroxystique du visage et du cou +/- larmoiement +/- sensation de chaleur de quelques minutes
  - Facteurs déclenchants :
    - Changement de température, chaud, froid
    - Alcool
    - Exposition solaire
    - Stress/émotion
    - Boissons chaudes
    - Alimentation épicée
- Stade II = Rosacée érythémato-télangiectasique : érythème permanent du visage avec télangiectasies prédominant sur les joues et/ou le nez +/- œdème
- Stade III = Rosacée papulopustuleuse : érythème télangiectasique facial permanent + papules inflammatoires et pustules non folliculaires. Evolution par poussées
- Stade IV = Eléphantiasis facial, chez l'homme surtout : tuméfactions érythémateuses fibreuses et bosselées, surtout sur le nez (rhinophyma)
- Les différents stades peuvent se suivre ou évoluer de manière indépendante

COMPLICATIONS : OCULAIRES = ROSACEE OCULAIRE

- Sécheresse
- Conjonctivite
- Blépharite
- Kératite

DIAGNOSTICS DIFFERENTIELS

- Stade I :
  - Syndrome carcinoïde
  - Médicaments

- Stade II :
  - Lupus, polyglobulie
  - Syndrome de Cushing
  - Dermatite séborrhéique
  - Alcoolisme chronique
- Stade III :
  - Acné juvénile (mais pas de comédons ni de cicatrices dans la rosacée)
  - Rosacée aux dermocorticoïdes
  - Syphilides acnéiformes
- Stade IV : pas de diagnostic différentiel

TRAITEMENT

- **Attention les dermocorticoïdes sont contre-indiqués**
- Stade I :
  - Informer que le traitement est uniquement suspensif et long
  - Limiter les facteurs déclenchants
  - Clonidine à faible doses = agoniste des récepteurs adrénergiques de type alpha 2
  - Sucer un glaçon après les repas si flushes postprandiaux
- Stade II : laser vasculaire = électrocoagulation
- Stade III :
  - Métronidazole topique pendant 3 mois si forme mineure
  - Acide azélaïque topique
  - Cycline PO si forme diffuse, d'emblée ou en association avec le Métronidazole 3-6 mois
- Rhinophyma :
  - Chirurgie
  - Cryochirurgie
  - Laser CO

TROUBLES DES PHANERES - ALOPECIE

288

- **3 causes les plus fréquentes : effluvium télogène, alopécie androgénique, pelade**
- 3 phases du développement du follicule pileux :
  - Phase anagène : phase de croissance pendant 3-6 ans
  - Phase catagène : phase d'involution pendant 2-3 semaines
  - Phase télogène : phase de repos pendant 2-6 mois

INTERROGATOIRE

- Début
- Evolution
- Antécédents personnels : dermatoses, grossesse récente, pathologies carentielles, endocriniennes, maladies auto-immunes
- Antécédents familiaux : alopécie androgénique
- Traitements topiques, chimiothérapie, radiothérapie
- Soins des cheveux : manipulations, produits
- Alopécie dans l'entourage
- Voyages à l'étranger

EXAMEN PHYSIQUE

- Type d'alopécie : diffuse, localisée
- Topographie : frontale, vertex, temporale
- Examen du cheveu : absent, cassé, ras, court
- Examen du cuir chevelu : sain ou cicatriciel
- Test de traction : normal si ramène moins de 5-6 cheveux
- Examen à la lampe de Wood
- Examen des poils, ongles, peau, muqueuse

ETIOLOGIES DES ALOPECIES DIFFUSES

- Alopécies diffuses aiguës :
  - Effluvium télogène :
    - Terrain : femme jeune, événement déclenchant (post-partum, fièvre prolongée, chirurgie, stress)
    - Clinique : alopécie diffuse, non totale. Le test de traction ramène > 7 cheveux. Cuir chevelu normal
    - Trichogramme : diminution du rapport anagène/télogène
    - Biologie pour éliminer d'autres causes : fer, ferritinémie, TSH
    - Réversible en 4-6 mois, pas de traitement, soutien psychologique
  - Toxiques :
    - Hydantoïnes

- Vitamine A et dérivés
- Cytostatiques
- Héparines et AVK
- Œstroprogestatifs et androgènes
- Antithyroïdiens de synthèse (via une hypothyroïdie)

- Alopécies diffuses chroniques :
  - Carentielles : carence martiale
  - Hypothyroïdie
  - Hyperandrogénie :
    - Terrain : homme, 2ème ou 3ème décade avec antécédents familiaux
    - Clinique : alopécie diffuse avec creusement des golfes temporaux puis tonsure, cuir chevelu normal
    - Examens complémentaires : inutiles chez l'homme ; chez la femme, rechercher une hyperandrogénie
    - Traitements : Minoxidil topique, Finastéride, greffe de cheveux

ALOPECIES LOCALISEES

- Alopécies localisées non-cicatricielles :
  - Pelade :
    - Composante génétique, auto-immune, psychologique. Association possible avec une thyroïdite auto-immune
    - Terrain : adolescent, adulte jeune. +/- antécédents familiaux, atopie, maladie auto-immune
    - Clinique : apparition BRUTALE
    - Alopécie localisée, plaques arrondies à évolution centrifuge
    - Cheveux peladiques en bordure de plaques
    - Cuir chevelu normal
    - Formes cliniques : atteinte du reste de la pilosité, des ongles, pelade totale (tous les cheveux + les poils)
    - Pas d'examen complémentaire hormis les anticorps antithyroïdiens si suspicion de thyroïdite
    - Evolution : 1/3 de repousse, 1/3 de stabilisation, 1/3 de progression. Récidive possible
  - Traumatiques : trichotillomanie (habitude compulsive de s'arracher les cheveux), alopécie de traction
  - Infectieuses : teignes non faviques, syphilis secondaire
  - Dysplasie pilaire
- Alopécies localisées cicatricielles : JAMAIS DE REPOUSSE
  - Dermatoses :
    - Lupus chronique
    - Lichen plan
    - Sarcoïdose
    - Sclérodermie en plaques
    - Formes idiopathiques : pelade de Brocq
  - Traumatiques : brûlures, chimiques, radiations ionisantes
  - Tumorales : métastases d'un carcinome, lymphomes cutanés
  - Infectieuses : teignes faviques, infection bactériennes, virales (HSV, VZV), parasites

- Inflammatoires
- Séquelles d'aplasie cutanée congénitale du vertex
- Syndrome de dégénérescence folliculaire

Notes personnelles

TROUBLES DES PHANERES - ONYCHOPATHIES

288

ONYCHOPATHIES EN RAPPORT AVEC DES DERMATOSES

- Psoriasis : pachyonychie, onycholyse, dyschromies, déformations, hématomes filiformes
- Lichen plan : ptérygon dorsal acquis
- Pelade

PATHOLOGIES INFECTIEUSES

- Onychomycoses
- Infections bactériennes, fréquemment associées aux onychomycoses : bacille Gram négatif (Streptococcus pyogenes), streptocoques

PATHOLOGIES TUMORALES

- Mélanome sous unguéal :
  - Aspect de mélano-onychie, mais certains signes doivent attirer l'attention :
    - 1 unique ongle atteint
    - Bords mal limités
    - Modifications de couleur
    - Elargissement de la bande
    - Débordement pigmentaire péri-unguéal (signe de Hutchinson)
  - Parfois simple tache pigmentée
  - Biopsie exérèse au moindre doute
- Pseudokyste mucoïde digital (bénin)
- Exostose (bénigne)
- Tumeur glomique (bénigne)

ANOMALIES EN RAPPORT AVEC DES PATHOLOGIES GENERALES

- Signe de la manucure dans la dermatomyosite
- Télangiectasies du repli sus-unguéal dans la sclérodermie systémique
- Koïlonychie = ongle concave dans certains états carentiels (carence martiale, scorbut) ou endocriniennes (dysthyroïdie, acromégalie, diabète)
- Hippocratisme digital
- Lignes de Beau = arrêt transitoire de la croissance de l'ongle post-traumatique
- Tumeurs de Koenen dans la sclérose tubéreuse de Bourneville

CHROMONYCHIE = COLORATION ANORMALE DE L'ONGLE

- Mélanonychie longitudinale = bande pigmentée longitudinale de l'ongle, unique ou multiples
  - Souvent primitive chez le sujet noir
  - Parfois secondaire : maladie d'Addison, médicaments, VIH
  - Mélanonychie d'un seul ongle chez un sujet blanc : EVOQUER UN MELANOME UNGUEAL
- Autres causes :
  - Médicamenteuses : cyclines, antipaludéens de synthèse, agents cytotoxiques
  - Infectieuses : onychomycoses, pyocyanique, mycobactérie
  - Causes externes : tabac, vernis, colorants professionnels

AUTRES PATHOLOGIES

- Ongle incarné
- Hématome sous-unguéal (notion de traumatisme)
- Tics : onychophagie, refoulement des cuticules
- Produits ménagers

CAUSES D'ONYCHOLYSE DISTALE

- Onyxis dermatophytique
- Onyxis traumatique
- Psoriasis

PRURIT

329

ORIENTATION DIAGNOSTIQUE

- Importance de l'examen clinique
- Anamnèse :
  - Antécédents, prises médicamenteuses, voyages à l'étranger
  - Caractéristiques du prurit :
    - Topographie : diffuse, localisée
    - Intensité : retentissement sur le sommeil
    - Circonstances déclenchantes : contact de l'eau ?
    - Horaire : recrudescence nocturne
    - Evolution : paroxystique ou chronique
  - Caractère collectif
  - Signes généraux
- Examen physique complet :
  - Cutané avec recherche de lésions primitives, signes d'ectoparasitoses, dermographisme, lésions de grattage, de surinfection, signes de xérose
  - Extracutané : ictère, adénopathies, hépatosplénomégalie, AEG, signes de dysthyroïdie
  - Contexte psychiatrique
- Examens à réaliser si prurit généralisé sans élément d'orientation pour une dermatose :
  - Biologie :
    - NFS, plaquettes, VS, électrophorèse de protéines sériques
    - Bilan hépatique avec recherche de cholestase
    - Ionogramme, urée, créatinine sériques
    - Bilan phosphocalcique
    - Ferritinémie
    - TSH
    - Sérologie VIH si patient exposé, HCV
  - Imagerie : radiographie de thorax et échographie abdomino-pelvienne
  - Biopsie cutanée et immunofluorescence directe à discuter chez le sujet âgé : rare cas de pemphigoïde bulleuse au stade de prurit isolé

CONDUITE A TENIR DEVANT UN PRURIT ET ETIOLOGIES

- Si présence de lésions spécifiques cutanées à l'examen clinique, il s'agit d'une dermatose prurigineuse :
  - Vésicules ou bulles :
    - Eczémas
    - Varicelle
    - Dermatophyties
    - Dermatoses bulleuses auto-immunes

- Papules :
  - Urticaire
  - Ectoparasitoses (gale)
  - Lichen plan
  - Mastocytose
  - Amylose papuleuse
  - Piqûres d'insectes
- Lésions érythémato-squameuses :
  - Dermatophyties
  - Lymphomes cutanés T
- Erythrodermie :
  - Eczéma
  - Lymphome
  - Gale norvégienne
- Lésions polymorphes :
  - Toxidermie
  - Lucite

- Si pas de lésions spécifiques cutanée et que le bilan complémentaire est positif, il s'agit d'un prurit de cause générale :
  - Cholestase ictérique ou non
  - Insuffisance rénale chronique, hémodialyse
  - Paranéoplasie, hémopathies (maladie de Vaquez, lymphome de Hodgkin)
  - Carence martiale ou vitaminique
  - Dysthyroïdies
  - Infections virales (VIH, HCV), parasitoses internes
  - Médicaments : opiacés
  - Grossesse
  - Diabète
- Si pas de lésions spécifiques cutanée et que le bilan complémentaire est négatif, il s'agit d'un prurit idiopathique

DERMATOSES NON PRURIGINEUSES

- Acné
- Psoriasis
- Syphilis
- Pemphigus
- Maladies éruptives infantiles, sauf la varicelle
- Purpura

PRURITS DU CUIR CHEVELU

- Pityriasis simplex
- Dermatite séborrhéique
- Pédiculose du cuir chevelu

- Folliculite du cuir chevelu
- Intolérance aux produits capillaires

PRURITS SPECIFIQUES DE LA GROSSESSE

- Cholestase gravidique
- Herpes gestationis ou pemphigoïde gestationis
- PUPPP = Pruriginous Urticarial and Papulous Plaques of Pregnancy

PRISE EN CHARGE D'UN PRURIT IDIOPATHIQUE

- Règles d'hygiène :
  - Limiter les facteurs irritants
  - Ongles courts
  - Pas d'antiseptiques
  - Pas de cosmétiques parfumés
  - Pas de vêtements serrés
  - Pas de vêtements en laine
  - Savon surgras
- Crème hydratante contre la xérose
- Antihistaminique H1 sédatif si prurit nocturne insomniant
- Soutien psychologique
- Surveillance

LESIONS DE GRATTAGE NON SPECIFIQUES

- Excoriations
- Stries linéaires
- Prurigo = papulo-vésicules excoriées ou croûteuses
- Lichénification : peau épaisse, grisâtre, recouverte de fines squames réalisant un quadrillage

Notes personnelles

PHENOMENE DE RAYNAUD

327

- **Acrosyndrome vasculaire paroxystique déclenché par le froid (vasospasme artériel)**

DIAGNOSTIC POSITIF

- **3 phases successives :**
    - **Syncopale = blanche = ischiémique.** Parfois isolée
    - **Asphyxique = cyanique = bleue**
    - **Récupération = hyperhémique = rouge**
- Interrogatoire :
    - Age de début, ancienneté
    - Facteurs déclanchants : froid, stress, humidité
    - Prise de médicaments, toxiques, **TABAC**
    - **Exposition professionnelle** : engins vibrants, microtraumatismes, silice, arsenic, chlorure de vinyle
    - Antécédents personnels de connectivite, vascularite
    - Pathologies sous-jacentes : cancer, hémopathie…
- Examen physique :
    - **Caractère uni ou bilatéral**
    - Si unilatéral, rechercher :
        - Un syndrome du canal carpien
        - Une compression des artères radiales ou ulnaires par la manœuvre d'Allen
        - Un syndrome du défilé thoraco-brachial par la manœuvre du chandelier de Ross
    - Examen général :
        - Pouls, signes d'artériopathie, auscultation des trajets vasculaires
        - **Troubles trophiques** (nécrose pulpaire)
- Examens paracliniques :
    - **Capillaroscopie péri-unguéale**
        - Si normale : maladie de Raynaud
        - Si anormale = **MEGACAPILLAIRES**, phénomène de Raynaud associé aux vascularites et connectivites
    - Examens biologiques :
        - NFS, recherche de syndrome inflammatoire
        - Bilan immunologique : anticorps antinucléaires = AAN, anti-DNA natif, anti-RNP, anti-ECT, facteur rhumatoïde, anticorps anti-CCP
    - Imagerie :
        - Radiographies standards : thorax, rachis cervical, mains et poignets
        - Echodoppler artériel des membres supérieurs avec manœuvres positionnelles voire artériographie

DIAGNOSTICS DIFFERENTIELS

- Acrocyanose :
  - Permanente. Aspect cyanique des doigts, froideur, hypersudation. Indolore
  - +/- associée à un livedo
  - Idiopathique, bénigne, jamais de troubles trophiques
- Erythermalgie, rare :
  - Paroxystique, déclenchée par le chaud, calmée par le froid
  - 4 extrémités, surtout les pieds
  - Rouge vif, très douloureux
  - Idiopathique ou secondaire à un syndrome myéloprolifératif

ETIOLOGIES

- Phénomène de Raynaud primitif = maladie de Raynaud (95% des cas, bénigne) :
  - Touche surtout les femmes
  - Critères d'Allen et Brown :
    - Paroxystique, lors d'une exposition au froid
    - Bilatérale et symétrique au niveau des mains, épargne les pouces
    - Pas de troubles trophiques ni de nécrose
    - Pouls radial et ulnaire présents
    - Pas de maladie générale sous-jacente
    - Recul évolutif de 2 ans
  - Paraclinique : bilan radiologique normal, capillaroscopie normale, anticorps anti-nucléaires normaux, pas de syndrome inflammatoire
- Phénomène de Raynaud unilatéral (cause locorégionale dans 99% des cas) :
  - Syndrome du canal carpien ou du défilé thoraco-brachial
  - Phénomènes de Raynaud professionnels (reconnaissance en maladie professionnelle, tableau 69) :
    - Syndrome du marteau hypothénar (carreleurs, karateka) : anévrysme de l'artère cubitale pouvant se thromboser et donner des emboles distaux
    - Maladie des vibrations (engins vibrants) : phénomène de Raynaud, troubles neurologiques distaux, ostéonécrose des os du carpe, arthrose du coude
  - Thrombose vasculaire distale
  - Compression tumorale
- Phénomène de Raynaud bilatéral (sujet > 40 ans, ASYMETRIQUE, rapidement évolutif, autres signes cliniques) :
  - Connectivites : CREST syndrome > syndrome de Sharp > syndrome de Gougerot Sjögren > lupus > dermatomyosite, polyarthrite rhumatoïde
  - Vascularites : Horton, Wegener, Churg et Strauss, Takayasu, Périartérite noueuse
  - Maladie de Buerger = thrombo-angéite oblitérante = artérite juvénile
  - Syndrome d'hyperviscosité : cryoprotéines, syndromes myéloprolifératifs, Waldenström, syndrome des anti-phospholipides, paranéoplasie
  - Artériopathies : athérome et athérosclérose
  - Causes endocriniennes : hypothyroïdie, anorexie mentale

- Médicaments et toxiques (phénomène de Raynaud bilatéral isolé)
  - Bêta-bloquants
  - Vasoconstricteurs ORL : Ephédrine
  - Antimigraineux : dérivés de l'ergot de seigle
  - Agents cytotoxiques : Bléomycine, Vinblastine, Ciclosporine
  - Stupéfiants : cocaïne, amphétamines, TABAC
  - Contraception oestro-progestative
  - Imipraminiques

TRAITEMENT

- **Préventif = règles hygiéno-diététiques, quelle que soit l'étiologie :**
  - **Education**
  - **Arrêt du tabac**
  - **Eviction des médicaments favorisants**
  - **Protection contre le froid et l'humidité**
- Médicamenteux :
  - Alpha-bloquants : Prazosine MINIPRESS®
  - Inhibiteurs calciques : Nifédipine ADALATE® dans le formes sévères, invalidantes, douloureuses
  - Dérivés des prostacyclines : Iloprost ILOMEDINE® dans les formes secondaires graves avec troubles trophiques vasomoteurs, notamment dans la sclérodermie
- Traitement étiologique

Notes personnelles

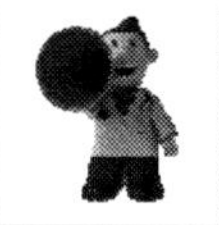

PURPURAS

330

- **Lésions cutanées et/ou muqueuses rouge sombre/violine, ne s'effaçant pas à la vitropression : pétéchies, vibices, purpura ecchymotique**
- Diagnostic différentiel = macule érythémateuse, angiome, télangiectasie, mais s'effacent tous à la vitropression

DEUX TYPES DE PURPURAS

Purpura plaquettaire	Purpura vasculaire
• Caractéristiques : - Monomorphe - Maculeux, non infiltré - Non nécrotique - Diffus - Cutané et/ou muqueux - Une seule poussée • Autres lésions cutanées : non • Signes de syndrome hémorragique : possible • Biologie : thrombopénie et/ou allongement du temps de saignement	• Caractéristiques : - Polymorphe - Maculo-papuleux = infiltré - +/- nécrotique - Zones déclives - Cutané uniquement - Plusieurs poussées • Autres lésions cutanées : possible • Signes de syndrome hémorragique : non • Biologie : plaquettes et temps de saignement normaux

CONDUITE A TENIR DEVANT UN PURPURA

- **Eliminer 2 urgences par la clinique : purpura fulminans et purpura hémorragique :**
  - Purpura hémorragique :
    - Purpura ecchymotique, extensif avec atteinte muqueuse
    - Syndrome hémorragique : épistaxis, gingivorragies, hématurie, hémorragies rétiniennes, céphalées, …
    - Signes d'anémie voire collapsus si hémorragie abondante
  - Purpura fulminans :
    - Purpura comportant au moins 1 élément nécrotique ou ecchymotique de diamètre > 3 mm et dont les éléments augmentent rapidement en nombre et en taille
    - Syndrome infectieux sévère avec signes de choc septique
    - Signes neurologiques : syndrome méningé, troubles de la conscience
- Si pas d'urgence :
  - Examen clinique :
    - Dermatologique : caractéristiques du purpura, recherche des lésions cutanées évoquant une vascularite
    - Recherche d'hémorragies extracutanées

- Examen biologique minimum : NFS plaquettes, hémostase (recherche une CIVD) et temps de saignement. Vérifier toute thrombopénie sur tube citraté et faire un frottis
- Si thrombopénie, il s'agit d'un purpura thrombopénique. Cf. item 335 Thrombopénies
- Si pas de thrombopénie :
  - Et que le temps de saignement est normal, il s'agit d'un purpura vasculaire. Faire une biopsie cutanée
  - Et que le temps de saignement est allongé, il s'agit d'un purpura thrombopathique

PURPURAS VASCULAIRES

- Purpuras vasculaires sans vascularite :
  - Purpuras par fragilité capillaire : purpura non infiltré/non nécrotique :
    - Idiopathique « capillarites purpuriques »
    - Secondaires : vieillissement cutané = purpura sénile de Bateman, hypercorticisme, scorbut, Marfan, Ehlers-Danlos, amylose
  - Purpura par hyperpression de l'insuffisance veineuse : purpura pétéchial chronique des membres inférieurs évoluant vers une dermite ocre
- Purpuras vasculaires par vascularite :
  - Bilan au cours d'une hospitalisation
  - Confirmation diagnostique :
    - Manifestations cutanées : purpura vasculaire +/- urticaire fixe, ulcération cutanées, livedo…
    - Manifestations extracutanées : arthralgies/arthrites, troubles digestifs, fébricule, signes de vascularite au fond d'œil
    - Biopsie cutanée d'un élément récent : au niveau des vaisseaux dermiques : nécrose fibrinoïde + leucocytoclasie + dépôts d'immunoglobulines et de complément dans la paroi
  - Dépistage des complications viscérales :
    - Rénales : ionogramme/urée/créatinine sériques ; ECBU ; protéinurie des 24h ; voire ponction-biopsie rénale
    - Digestives : bilan endoscopique sur signe d'appel
    - Neurologiques : IRM/EMG sur signe d'appel
    - Cardiaques et pulmonaires : ECG et radiographie thoracique systématiques
  - Diagnostic étiologique :
    - Bilan standard : NFS plaquettes, hémostase, bilan hépatique, glycémie
    - Bilan immunologique : immunofluorescence, auto-anticorps (facteur rhumatoïde, AAN, anti-DNA natif, ANCA, test de Coombs), complément, cryoglobulinémie, cryofibrinogénémie, anticorps anti-phospholipides, anticoagulant circulant
    - Infectieux : sérologie HBV, HCV, HIV, CMV, EBV, parvovirus B19, +/- frottis sanguin et goutte épaisse, ASLO, hémocultures si fièvre, coproculture si diarrhée
    - Radiologique : radiographie de thorax, des sinus, échographie abdomino-pelvienne
  - Traitement :
    - Etiologique
    - Symptomatique : repos au lit car lésions cutanées déclenchées par l'orthostatisme
  - Etiologies des vascularites :
    - Médicamenteuses = vascularites d'hypersensibilité (souvent J7 à J21 avant le début des signes) : sulfamides, AINS, bêta-lactamines, thiazidiques…)

- Infectieuses : bactériennes (méningococcémies, septicémies à GRAM+, endocardite), virales (VIH, VHC, VHB, CMV, EBV, parvovirus B19), paludisme
- Hémopathies et cancers : hémopathies lymphoïdes, syndrome myélodysplasiques, cancers solides
- Maladie des emboles de cholestérol
- Connectivites : Gougerot Sjögren, lupus, polyarthrite rhumatoïde, dermatomyosite
- Cryoglobulinémie
- Vascularites identifiées comme entités anatomocliniques : purpura rhumatoïde, périartérite noueuse, maladie de Churg et Strauss, maladie de Wegener, maladie de Takayasu, maladie de Mac Duffie
- Aucune étiologie retrouvée

CRYOGLOBULINEMIE

- Tableau clinique :
  - Manifestations cutanées :
    - Signes de vascularite : purpura vasculaire souvent déclenché par le froid, livedo, urticaire au froid
    - Signes de cryoprécipitation : phénomène de Raynaud, nécroses cutanées distales, ulcères de jambe hyperalgiques
  - Manifestations extracutanées :
    - Arthralgies des extrémités
    - Rénales : protéinurie, hématurie, syndrome néphrotique impur, HTA, syndrome néphritique
    - Neurologiques : polyneuropathies sensitivomotrices distales des membres inférieurs
    - Syndrome interstitiel pulmonaire, douleurs abdominales, hémorragie digestive, péricardite
- Biologie :
  - Mise en évidence de la cryoglobuline
  - Autres anomalies biologiques provoquées par la cryoglobulinémie :
    - Facteur rhumatoïde
    - Diminution du CH50 et du C4 avec C3 normal
    - Fausse hypogammaglobulinémie
    - Hyperleucocytose à PNN
    - Fluctuations de la VS
    - Anémie avec test de Coombs positif
- Etiologies :
  - Hémopathies lymphoplasmocytaires
  - Maladies auto-immunes
  - Infections : HCV, HBV, paludisme, endocardite d'Osler
  - Idiopathiques
- Traitement : étiologique et symptomatique (corticothérapie, immunosuppresseurs, plasmaphérèses)

Notes personnelles

GROSSE JAMBE ROUGE AIGUË

204

FEBRILE : CAUSES INFECTIEUSES

- Dermohypodermite bactérienne à streptocoque du groupe A = érysipèle
- Autres dermohypodermites bactériennes aiguës : staphylocoque, pyocyanique, pasteurellose
- Fasciite nécrosante
- Lymphangite

NON FEBRILE

- Thrombose veineuse profonde
- Erythème noueux
- Dermohypodermite inflammatoire sur insuffisance veineuse
- Eczéma de stase sur insuffisance veineuse chronique
- Eczéma de contact
- Urticaire localisée
- Syndrome des loges
- Brûlure
- Piqûre d'insecte
- Photodermatoses

Notes personnelles

ESCARRES 50

- Physiopathologie : 4 mécanismes :
  - Pression
  - Cisaillement
  - Friction
  - Macération

FACTEURS DE RISQUE

- Causes de l'immobilité :
  - Troubles de la conscience/troubles moteurs
  - Neuropathie chronique sensitive périphérique/centrale
  - Maladie cardiovasculaire entrainant un bas débit
  - Anémie, insuffisance respiratoire (limitation de l'apport d'oxygène aux tissus)
  - Pathologies chroniques graves en phase terminale
- Etat du patient :
  - Age
  - **Dénutrition**
  - Déshydratation
  - Etat cutané
  - Etat psychologique, adynamie
  - Incontinence urinaire, macération
- Identification des patients à risque : utiliser les échelles de risque validées (+ le score diminue, + le risque augmente) : le patient est à risque et nécessite des mesures préventives à partir d'un certain score. Exemple : score de Norton<14

CLINIQUE

- Stade 0 = menace d'escarre :
  - Erythème sur une peau intacte non persistante plus de 24h, blanchissant à la pression digitale
  - Lésion réversible à type d'hyperhémie réactionnelle = phase d'alerte
- Stade 1 = érythème :
  - Erythème sur peau intacte persistant plus de 24h, ne blanchissant pas à la pression digitale
- Stade 2 = desépidermisation = ulcération superficielle :
  - Phlyctène, abrasion, ulcération superficielle
  - Perte de substance concernant l'épiderme +/- le derme
- Stade 3 = nécrose = ulcération marquée :
  - Plaque noire, cartonnée, sèche, suintante, ulcération marquée, zone érythémateuse périphérique non douloureuse
  - Perte de substance concernant toute l'épaisseur de la peau impliquant épiderme, derme et tissu sous cutané jusqu'au fascia

- Stade 4 = ulcération profonde :
    - Ulcération profonde à bords irréguliers, exposition des structures sous-jacentes (tendons, os, muscles, articulations), débris séro-purulents, odeur nauséabonde
    - Perte de substance délabrante, dépassant l'aponévrose musculaire pouvant atteindre les structures de soutien (tendons, os, muscles, articulations)
    - Facteurs péjoratifs : décollement, contact osseux, fistule, infection

COMPLICATIONS

- Locales :
    - Extension
    - Hémorragie
    - Infections
        - Tissus mous : cellulite, abcès, fistule
        - Tissus ostéoarticulaires
        - Colonisation bactérienne obligatoire
    - Retard de cicatrisation
    - Excès de cicatrisation
- Générales :
    - Décompensation de tares
    - Septicémie
    - Troubles hydroélectrolytiques
    - Troubles métaboliques
    - Décès

TRAITEMENT PREVENTIF

- Identifier les patients à risque : **échelle de Norton**
- Nursing :
    - Installation adéquate du patient alité : décubitus latéral oblique à 30°
    - Eviter les appuis prolongés : mobilisation, posturation
    - Changement de position toutes les 2-3h
    - Mise au fauteuil, reprise rapide de la marche
    - Moyens : surmatelas statique, matelas statique, surmatelas dynamique, matelas statique
- Hygiène cutanée :
    - Eviter la macération : changes réguliers, après élimination, toilette quotidienne
    - Proscrire les massages des points d'appuis
- **Hydratation et apports nutritionnels** (bilan nutritionnel, renutrition)
- Education
- Surveillance
    - Clinique : points d'appuis, scores, hydratation/nutrition
    - Paraclinique : ionogramme sanguin, albumine
- Prévention des complications associées :
    - Prévention des décompensations de tares sous-jacentes
    - **Statut antitétanique +/- vaccination**
    - **Prévention de complications thromboemboliques : anticoagulation préventive**

TRAITEMENT CURATIF

- **EN DECHARGE**
- Stade 0 : mesures préventives
- Stade 1 :
  - Mesures préventives
  - Pansements hydrocolloïdes minces ou hydrocellulaires minces
- Stade 2 :
  - Mesures préventives
  - Phlyctène : inciser, vider, laisser le toit comme protection, recouvrir d'un pansement hydrocolloïde
  - Abrasion, érosion superficielle : nettoyer au sérum physiologique, recouvrir d'un pansement hydrocolloïde
- Stade 3 et 4 :
  - Détersion mécanique : au lit du patient ou au bloc pour éliminer les débris tissulaires nécrotique et fibrineux non vascularisés et non innervés. Durée la plus courte et la plus efficace possible
  - Bourgeonnement : pansements hydrocolloïdes ou hydrocellulaires
  - Epidermisation : pansements hydrocolloïdes transparents, films de polyuréthane, interfaces vaselinés ou siliconés, proscrire tout geste local agressif
  - Place de la chirurgie : détersion mécanique au bloc opératoire sous anesthésie générale, lambeau de couverture
    - Après échec de la détersion au lit
    - Initialement si plaies de très grande taille
    - Sepsis, ostéite
    - Pas de bourgeonnement avec exposition osseuse et/ou tendineuse nécessitant un lambeau de couverture

Notes personnelles

ULCERES DE JAMBE

137

- Physiopathologie :
  - Insuffisance veineuse (80%) : maladie veineuse primitive ou maladie post-phlébitique
  - Insuffisance artérielle (10%)
  - Atteinte de la microcirculation : secondaire à l'insuffisance veineuse ou artérielle ou primitive = angiodermite nécrosante, ulcères par vascularite

ETIOLOGIES

- Fréquentes :
  - Insuffisance veineuse variqueuse ou post-phlébitique
  - Insuffisance artérielle
  - Ulcères mixtes veineux + artériels
  - Angiodermite nécrosante
- Rares : hémopathies, vascularites, Pyoderma gangrenosum, maladie de Buerger, tuberculose et syphilis au stade des gommes, mycoses profondes, ulcération d'un carcinome, mal perforant plantaire du diabète, ulcères provoqués

DIAGNOSTIC ET CONDUITE A TENIR : 3 SITUATIONS

- Ulcère de jambe veineux ou artériel :

Ulcère veineux	Ulcère artériel
• <u>Terrain</u> : femme de 50-70 ans obèse • <u>Antécédents</u> : maladie variqueuse, thrombose veineuse profonde, orthostatisme • <u>Caractère de l'ulcère</u> : unique, étendu, à bords souples, fond rouge ou enduit jaunâtre, siège périmalléolaire, douleurs modérées augmentées par l'orthostatisme • <u>Troubles trophiques péri-ulcéreux</u> : capillarite ectasiante, dermite ocre, atrophie blanche • <u>Signes d'insuffisance veineuse</u> : varices, œdème permanent • <u>Echodoppler veineux systématique</u> : perméabilité des réseaux superficiels et profonds, continence de l'ostium des saphènes et perforantes	• <u>Terrain</u> : homme de 50 ans fumeur • <u>Antécédents</u> : autres localisations de la maladie athéromateuse, facteurs de risque cardio-vasculaires • <u>Caractère de l'ulcère</u> : unique ou multiple, petit, à bords abruptes, atones, fond creusant irrégulier, surinfecté, atteignant parfois l'os/tendon, siège variable, généralement loin des malléoles, suspendu, douloureux, aggravation par l'élévation du membre • <u>Troubles trophiques aux points d'appui</u> : talons, orteils • <u>Signes d'insuffisance artérielle</u> : claudication intermittente des membres inférieurs, abolition des pouls distaux,... • <u>Echodoppler artériel systématique</u> : flux artériel et lit d'aval, réseau de suppléance, index de pression systolique

- Si l'ulcère complique une pathologie vasculaire connue, rechercher :
  - Un facteur déclenchant (traumatisme, infection locale)
  - Une aggravation d'une artériopathie ou d'une maladie veineuse préexistante
  - Une pathologie générale associée (insuffisance cardiaque, anémie)
- Angiodermite nécrosante = ulcère hypertensif :
  - Terrain : âge > 60 ans, prédominance féminine
  - Principal facteur de risque = HTA
  - Caractère de l'ulcère : début brutal après traumatisme minime, douleur intense permanente, localisation au 1/3 inférieur de la loge antéro-externe de la jambe, parfois bilatéral et symétrique
  - Evolution : extension initiale peu accessible au traitement, cicatrisation constante mais risque de récidives
  - Traitement : traitement de l'HTA, antalgiques, greffe de peau précoce (aurait un effet antalgique)
- Lorsque le bilan élimine une cause vasculaire : s'orienter vers une étiologie rare

EVOLUTION ET COMPLICATIONS

- Sous traitement bien conduit : évolution longue mais favorable avec : détersion du fond de l'ulcère, bourgeonnement à partir du fond, épidermisation à partir des bords, fermeture de l'ulcère par une cicatrice fine
- Complications :
  - Infectieuses :
    - Locales : écoulement sale ou prélèvement bactériologique positif (peut être une simple colonisation), érysipèle, lymphangite, ostéite
    - Générales : septicémies rares, à staphylocoque ou BGN (pyocyanique), **tétanos : VACCINATION**
  - Eczématisation péri-ulcéreuse
  - Dégénérescence en carcinome spinocellulaire (biopsie)
  - Récidives, chronicité
  - Complications de décubitus
  - Décompensation de tares
  - Hémorragie locale, enraidissement articulaire, rétractions tendineuses

TRAITEMENT

- **ETIOLOGIQUE**
- Traitements locaux :
  - Nettoyage : sérum physiologique, acide lactique à 4.5% si ulcère colonisé par le pyocyanique
  - Détersion :
    - Mécanique à la curette ou au bistouri
    - Chimique : enzymes protéolytiques ou produits absorbants
  - Bourgeonnement + épidermisation : types de pansements :
    - Gras (vaseline ou paraffine) : URGOTULLE®, PHYSIOTULLE®
    - Hydrocolloïdes : COMFEEL®, DUODERM®
    - Hydrocellulaires : ASKINA®, ALLEVYM®

- Si bourgeonnement excessif : crayon au nitrate d'argent ou dermocorticoïdes
- Si ulcère détergé et bourgeonnant mais de grande taille ou épidermisation trop lente : envisager autogreffe de peau
- A toutes les phases : soin de la peau péri-ulcéreuse : vaseline, dermocorticoïdes si eczéma péri-ulcéreux

• Traitements généraux :
  - VACCINATION ANTITETANIQUE
  - Antalgiques
  - Kinésithérapie
  - Anticoagulation préventive
  - Antibiothérapie générale indiquée que si signes cliniques d'infections, active en 1ère intention sur le streptocoque bêta-hémolytique et le staphylocoque doré

Notes personnelles

ANGIOMES

223

- Classification simplifiée des angiomes :
  - Tumeurs vasculaires : hémangiomes du nourrisson
  - Malformations vasculaires :
    - A bas débit : malformations capillaires (angiomes plans), malformations veineuses, malformations lymphatiques (lymphangiomes)
    - A bas débit : malformations artério-veineuses, angiodysplasies complexes

HEMANGIOME DU NOURRISSON = HEMANGIOME IMMATURE

- Prolifération transitoire des cellules endothéliales embryonnaires dermiques et/ou sous-cutanées
- Diagnostic clinique :
  - 3 formes :
    - Superficiel : en relief, rouge vif, bords nets, surface grenue
    - Dermique pur : saillant, peau normale, bleutée ou télangiectasique
    - Mixte
  - Consistance : ferme, élastique, **CHAUD, INDOLORE**
  - Topographie ubiquitaire et taille variable
  - Signes négatifs : **NON PULSATILE, NON SOUFFLANT**
  - Diagnostics différentiels :
    - De la forme superficielle avant l'apparition du relief : angiome plan
    - De la forme dermique : malformation veineuse, lymphangiome
- Evolution : **INTERVALLE LIBRE APRES LA NAISSANCE.** Evolution en 3 phases :
  - Phase de croissance pendant 3-8 mois
  - Phase de plateau pendant 18-20 mois
  - Phase de régression progressive jusqu'à disparition complète plusieurs années
  - Séquelles possibles : cicatrices, télangiectasies, peau lâche
- Complications :
  - Ulcérations : surtout si sur le siège, les plis du cou, les lèvres, entraînant des douleurs, infections, hémorragies, cicatrices
  - Localisation oculo-palpébrale : risque d'amblyopie. Nécessite une consultation ophtalmologique, une IRM crânio-faciale, un suivi
  - Hémangiome de la pointe du nez = hémangiome Cyrano : risque de déformation des cartilages du nez, préjudice esthétique. Nécessite un bilan ORL
  - Hémangiomes cervicaux en barbe, associé à un hémangiome sous-glottique : risque de dyspnée laryngée. Nécessite un bilan ORL et une IRM cervico-faciale
  - Localisations étendues segmentaires : risque de malformations anorectales, génito-urinaires, intracrânienne, de dysraphie spinale, d'insuffisance cardiaque par vol coronaire. Nécessite une IRM et une échographie cardiaque
  - Hémangiome miliaire (6 ou plus de 6 hémangiomes). Risque d'atteinte viscérale (hépatique surtout)

- Syndrome de Kasabach Merritt : angiome inflammatoire, purpurique, ecchymotique, thrombopénie < 30 000 : risque de Coagulation Intra Vasculaire Disséminée. Nécessite un bilan d'hémostase
- Prise en charge :
  - Hémangiomes non compliqués :
    - Abstention thérapeutique. Informer les parents sur le caractère bénin et spontanément régressif
    - Si ulcération : consultation en urgence pour soins locaux et antalgiques
    - Pas de limitation des activités sportives
  - Hémangiomes compliqués :
    - Bêta-bloquants Propanolol en l'absence de contre-indications, surveillance cardiaque (échographie cardiaque). Ils ont remplacé la corticothérapie
    - Interféron alpha, Vincristine, embolisation

ANGIOMES PLANS

- Très fréquents. Densification du réseau capillaire du derme sans prolifération cellulaire
- Diagnostic clinique :
  - **CONGENITAL = présent à la naissance**
  - Macule érythémateuse rose pâle à violet foncé ne disparaissant pas à la vitropression
  - Atteinte fréquente du segment céphalique
  - **NON PULSATILE, NON SOUFFLANT, NON CHAUD**
- Evolution : persiste toute la vie, sa croissance est parallèle à celle de l'enfant
- Complications :
  - Esthétiques
  - Syndrome de Sturge Weber Krabbe
    - Angiome plan cutané du visage touchant le territoire du nerf V1 + angiome méningé
    - Risque d'épilepsie grave, de glaucome congénital, de retard psychomoteur
    - Nécessite un examen ophtalmologique, neurologique et une IRM cérébrale
- Prise en charge : traitement esthétique par laser à colorant pulsé

MALFORMATIONS LYMPHATIQUES = LYMPHANGIOMES

- Congénitales, non régressives
- Evolution par poussées inflammatoires parfois révélatrices (infections ORL par exemple)
- Macrokystiques (tuméfaction volumineuse, d'apparition brutale, latéro-cervicale) ou microkystiques

MALFORMATIONS VEINEUSES

- Malformations vasculaires à bas débit intéressant le secteur veineux
- Diagnostic clinique
  - Souvent présentes à minima dès la naissance
  - Tuméfaction bleutée, saillant sous une peau normale ou semée de veinules, de consistance élastique, température locale normale, indolore
  - Signes évocateurs d'origine veineuse :

- La pression sur l'angiome le vide, le relâchement de cette pression entraine son remplissage lent et progressif
    - En position déclive, pendant un cri, un effort, l'angiome augmente de volume
  - Signes négatifs : **NON PULSATILE, NON SOUFFLANT**
- Diagnostic différentiel : hémangiome dermique pur
- Imagerie :
  - Echodoppler
  - IRM au gadolinium : diagnostic positif et bilan d'extension
- Bilan de coagulation dans les malformations de grande taille
- Evolution et pronostic :
  - Risque de thromboses (avec douleur)
  - Au niveau du genou : hémarthroses
  - Forme étendues : coagulation intra vasculaire localisée voire disséminée
  - Syndrome de Klippel Trenaunay : associe sur un même membre malformation veineuse + angiome plan + hypertrophie globale. Retentissement esthétique et fonctionnel
- Prise en charge :
  - Contention veineuse systématique si atteinte des membres inférieurs
  - Sclérose veineuse percutanée

MALFORMATIONS ARTERIO-VEINEUSES

- A haut débit
- Clinique décevante :
  - Inapparent ou discret dans l'enfance, découverte à l'adolescence ou l'âge adulte suite à un facteur aggravant
  - Tuméfaction cutanée +/- érythémateuse, chaude, battante, soufflante
  - Atteinte céphalique, du tronc, des cuisses, des viscères
- Imagerie :
  - Echodoppler
  - IRM au gadolinium
  - Artériographie
- Evolution :
  - Peu évolutif durant l'enfance
  - Aggravation secondaire à différents facteurs : hormonaux, traumatiques, chirurgie
- Complications :
  - Douleurs
  - Troubles trophiques
  - Insuffisance cardiaque à haut débit
  - Décès
- Traitement difficile :
  - Formes quiescentes
    - Abstention, contention si atteinte des membres inférieurs, éducation, soutien psychologique, surveillance
    - EVITER TOUT GESTE INTEMPESTIF
  - Formes évolutives
    - Embolisation isolée (antihémorragique)
    - Sinon chirurgie précédée d'embolisation

Notes personnelles

CARCINOMES CUTANES – CARCINOMES SPINOCELLULAIRES ET BASOCELLULAIRES

149

- Carcinomes basocellulaires = 80%, carcinomes spinocellulaires = 20%
- Terrain : homme > 50 ans, phototype clair, régions ensoleillées

FACTEURS ETIOLOGIQUES

- Radiations : UV solaires (UVB surtout, UVA1), ionisantes (radiothérapie)
- Maladies génétiques rares : Xeroderma pigmentosum, albinisme…
- Immunodépression acquise chronique (transplantés)
- Facteurs chimiques : arsenic, goudrons, hydrocarbures aromatiques, polycycliques, TABAC
- Autres : papillomavirus, traumatismes thermiques, microtraumatismes répétés, inflammation chronique

CARCINOME BASOCELLULAIRE

- Siège : **ZONES PHOTO-EXPOSEES,** en peau saine, **VISAGE** (nez surtout), **MUQUEUSES ET SEMI-MUQUEUSES EPARGNEES**
- Clinique polymorphe avec 3 formes : nodulaire, superficiel, sclérodermiforme (mauvais pronostic). Rechercher la **PERLE EPITHELIOMATEUSE**
- Diagnostics différentiels : carcinome spinocellulaire, maladie de Bowen dans les carcinomes basocellulaires superficiels, mélanomes dans les carcinomes basocellulaire pigmentés
- Histologie :
  - Développement à partir de l'épiderme, infiltrant le derme
  - Cytologie : cellules monomorphes rappelant les cellules de la couche basale de l'épiderme (petite taille, noyau hyper-chromatique, cytoplasme réduit et basophile).
  - Architecture : groupement en lobules à limites nettes (cellules en palissade en périphérie) et fentes de rétraction (clivage entre lobules et stroma)
  - Stroma rétraction : variable selon les formes
- Indications de biopsie d'un carcinome basocellulaire :
  - Traitement non chirurgical envisagé
  - Forme clinique de mauvais pronostic
  - Geste chirurgical suivi d'une reconstruction importante
- Evolution et pronostic : **pas de métastases** mais formes localement agressives. Risque de **récidives** et de **second carcinome basocellulaire**
- Traitement : exérèse chirurgicale en 1ère intention

CARCINOME SPINOCELLULAIRE

- Siège : le plus souvent **sur lésion précancéreuse**, **ZONES PHOTO-EXPOSEES** (visage, dos des mains, oreilles), avec **atteinte des muqueuses** (buccales, génitales) **et semi-muqueuses** (lèvres)

- **Lésions précancéreuses :**
  - **Kératose actinique = kératose sénile**
  - **Leucoplasie = leucokératose**
  - **Maladie de Bowen** = carcinome spinocellulaire intra-épithélial. 2 facteurs de risque : soleil et arsenic
- Clinique monomorphe : tumeur ulcéro-bourgeonnante et infiltrante
- Diagnostic différentiel : kératoacanthome, carcinome basocellulaire ulcéré, kératose actinique
- Histologie :
  - Développement à partir de l'épiderme, infiltrant le derme
  - Cytologie : cellules pléiomorphes rappelant les cellules malpighiennes (grande taille, ponts d'union) mais atypiques (anisocytose, anisocoryose, noyaux monstrueux) et à cytoplasme abondant et dyskératosique
  - Architecture : épaisses travées ou cordons cellulaires mal limités +/- centrés de globes cornés. Disposition anarchique
  - Stroma réaction importante
- Evolution et pronostic : possibles **métastases ganglionnaires et viscérales**. Risque de **récidive** et de **second carcinome spinocellulaire**

FACTEURS DE MAUVAIS PRONOSTIC

- Carcinome basocellulaire. Risque de récidive corrélé :
  - Au siège : zones péri-orificielles de l'extrémité céphalique et du nez
  - Au type histologique : sclérodermiforme > nodulaire > superficiel
  - A la taille : > 1-2 cm
  - Au caractère déjà récidivant de la tumeur
- Carcinome spinocellulaire. Risque de récidives et de métastases plus élevé si :
  - Facteurs étiologiques : ulcère chronique, cicatrices de brûlures, radiodermite, immunodépression
  - Siège : oreilles, semi-muqueuses, scrotum, dos de la main
  - Taille > 2 cm
  - Carcinome spinocellulaire récidivant
  - Critères histologiques : degré d'indifférenciation, niveau d'invasion en profondeur
  - Atteinte ganglionnaire ou viscérale
  - Neurotropisme

TRAITEMENT

- **PREVENTIF :**
  - Prévention primaire :
    - Arrêt du tabac
    - Campagne d'information de la population sur les effets du soleil
    - Mesures de photoprotection individuelle
    - Mesures de prévention des expositions professionnelles
  - Prévention secondaire : dépistage et destruction des lésions précancéreuses :
    - Kératose actinique : cryothérapie, traitements topiques, photothérapie dynamique
    - Maladie de Bowen : chirurgie

- Prévention tertiaire : surveillance et dépistage d'un second carcinome
- Curatif :
  - Carcinome basocellulaire :
    - 1ère intention : chirurgie avec contrôle anapath extemporané si facteurs de mauvais pronostic + réparation de la perte de substance
    - 2ème intention : radiothérapie si contre-indication à la chirurgie ; cryochirurgie ou crème à l'Imiquimod si carcinome basocellulaire superficiel
  - Carcinome spinocellulaire :
    - Localisé : en 1ère intention : chirurgie avec marges de 5-10 mm +/- curage ganglionnaire ; radiothérapie si contre-indication à la chirurgie
    - Atteinte ganglionnaire prouvée histologiquement : curage ganglionnaire et radiothérapie postopératoire de l'aire ganglionnaire si rupture capsulaire
    - Atteinte viscérale ou tumeur de grande taille : polychimiothérapie dont un sel de platine
- Surveillance : récidive locale ou régionale, 2ème carcinome, lésions précancéreuses, mélanome

AUTRES CARCINOMES CUTANES

- Carcinomes annexiels : sudoraux, sébacés, pilaires
- Carcinome neuroendocrine cutané = tumeurs à cellules de Merkel
- Maladie de Paget
- Métastases cutanées des cancers épithéliaux extra-cutanés : cancers digestif, du sein, bronchique à petites cellules, de la sphère ORL…

Notes personnelles

MELANOMES

149

- 5% des cancers cutanés, incidence en augmentation
- Terrain : sujets caucasiens, femmes>hommes, entre 20 et 60 ans

FACTEURS DE RISQUE

- Constitutionnels :
  - Antécédents de mélanome personnels ou familiaux
  - Phototype I ou II : cheveux blonds ou roux, peau claire, éphélides, érythème solaire facile, incapacité à bronzer
  - Nombre élevé des naevus > 50
  - Syndrome des naevus dysplasiques
  - Naevus congénital géant
  - Xeroderma pigmentosum
  - Immunodépression
- Acquis :
  - **EXPOSITION SOLAIRE** surtout expositions intenses et intermittentes sur des régions habituellement couvertes, pendant l'enfance (avant 15 ans)
  - Coups de soleil/ brûlures
  - UV artificiels

DIAGNOSTIC

- Se développe dans 2/3 des cas de novo, dans 1/3 des cas sur naevus préexistant.
- Chez l'homme majoritairement sur le tronc, chez la femme sur les jambes
- **Règle ABCDE :**
  - **A= Asymétrie**
  - **B= Bords irréguliers encochés**
  - **C= Couleur hétérogène**
  - **D= Diamètre 6 mm**
  - **E= Extension de taille**
- Formes anatomocliniques :
  - Mélanome à extension superficielle (le plus fréquent). 2 temps :
    - Phase de croissance horizontale lente (2-5 ans), de très bon pronostic
    - Phase d'invasion verticale, où le pronostic d'effondre
  - Mélanome nodulaire
  - Mélanome de Dubreuilh : sujet âgé > 60 ans, visage (région temporo-malaire), évolution en 2 phases comme le mélanome à extension superficielle
  - Formes topographiques : mélanome lentigineux acral (plantes, paumes, extrémités digitales, souvent achromique), mélanome muqueux, mélanome unguéal
  - Mélanome achromique
  - Mélanomes de l'enfant (50% sur naevus congénital géant)

- Diagnostic de certitude : **HISTOLOGIQUE AVEC EXERESE TOTALE, PAS DE BIOPSIE PARTIELLE**
    - Diagnostic positif : cytologie, architecture, recherche de l'antigène HMB45
    - Evaluation des différents facteurs histo-pronostics :
        - Indice de Breslow= épaisseur tumorale maximale
        - Indice de Clark = niveau d'invasion en profondeur : I= intradermique ; II / III= derme superficiel ; IV= derme profond ; V= hypoderme
        - Ulcération tumorale
        - Régression tumorale

DIAGNOSTICS DIFFERENTIELS = AUTRES TUMEURS NOIRES CUTANEES

- Naevus naevo-cellulaires = tumeurs mélanocytaires bénignes : naevus congénital géant, naevus de Spitz, naevus bleu, halonaevus de Sutton (transformation en mélanome rare, impossible à prévoir)
- Tumeurs non mélanocytaires :
    - Malignes ou précancéreuses : carcinome basocellulaire tatoué, kératose actinique de forme pigmentée, maladie de Kaposi
    - Bénignes : kératose séborrhéique, angiome thrombosé, dermatofibrome, lentigo

EVOLUTION

- Récidives locorégionales par voie lymphatique : atteintes cutanées et ganglionnaires
- Récidives à distance par voie hématogène : atteintes cutanées à distance, ganglionnaires extrarégionales, viscérales (poumon, fois, cerveau, os)

CLASSIFICATION AJCC

- <u>Stades I et II : mélanome localisé</u>
    - *IA* : [épaisseur ≤ 1 mm, indice de Clark= II ou III, sans ulcération]
    - *IB* : [épaisseur ≤ 1 mm, Clark = IV ou V ou avec ulcérations] ou [épaisseur > 1 mm et ≤ 2 mm, sans ulcération]
    - *IIA* : [épaisseur > 1 mm et ≤ 2 mm avec ulcération] ou [épaisseur > 2 mm et ≤ 4 mm sans ulcération]
    - *IIB* : [épaisseur > 2 mm et ≤ 4 mm avec ulcération] ou [épaisseur > 4 mm sans ulcération]
    - *IIC* : [épaisseur > 4 mm avec ulcération]
- <u>Stade III : métastases locorégionales ganglionnaires ou cutanées en transit</u>
    - *IIIA* : [tumeur sans ulcération avec ≤ 3 métastases ganglionnaires microscopiques]
    - *IIIB* : [tumeur sans ulcération avec ≤ 3 métastases ganglionnaires macroscopiques ou métastases en transit] ou [tumeur avec ulcération avec ≤ 3 métastases ganglionnaires microscopiques ou métastases en transit]
    - *IIIC* : [tumeur avec ulcération avec ≤ 3 métastases ganglionnaires macroscopiques ou métastases en transit] ou [tumeur avec ou sans ulcération avec ≥ 4 métastases ganglionnaires] ou [association de métastases ganglionnaires régionales et de métastases en transit]
- <u>Stade IV : métastases à distance</u>

FACTEURS PRONOSTIQUES

- Mélanome localisé :
  - **Les 3 facteurs les plus fiables :**
    - **Indice de Breslow**
    - **Présence de micrométastases dans le ganglion sentinelle**
    - **Présence d'une ulcération tumorale histologique**
  - Les autres :
    - Indice de Clark
    - Siège : membres > tronc > extrémités > muqueuses
    - Sujet âgé, homme
    - Régression tumorale clinique ou histologique
    - Indice mitotique
    - Mélanome avec métastases ganglionnaires régionales : nombre de ganglions atteints, caractère micro ou macroscopique des métastases, ulcération de la tumeur initiale
    - Mélanome avec métastases à distance : pronostic catastrophique

BILAN D'EXTENSION

- A tous les stades : examen clinique complet :
  - Ensemble du tégument et des muqueuses : recherche une métastase cutanée, un 2ème mélanome, des naevi atypiques, congénitaux, multiples
  - Extension locorégionale du mélanome : lésions satellites, métastases en transit, aires ganglionnaires
  - Extension à distance : cutanée, neurologique, abdominale, pulmonaire
  - Recherche de cancers cutanés épithéliaux
- Stade I AJCC : pas d'examens complémentaires
- Stade IIA et IIB AJCC : échographie locorégionale de la zone de drainage ganglionnaire en option
- Stades IIC et III AJCC : échographie locorégionale de la zone de drainage ganglionnaire, TDM corps entier, TEP-FDG en option

PRINCIPES DE TRAITEMENT

- **TRAITEMENT PREVENTIF** :
  - **Prévention primaire :**
    - **Campagne d'information de la population sur les effets du soleil**
    - **Mesures de photo-protection individuelle**
    - **Mesures de prévention des expositions professionnelles**
  - Prévention secondaire : dépistage des populations à risque (autosurveillance, examens cliniques réguliers
  - Prévention tertiaire : dépistage d'un second mélanome
- Traitement curatif :
  - Stade de mélanome localisé : **reprise chirurgicale = exérèse chirurgicale élargie**. Pas de curage ganglionnaire systématique. +/- traitement adjuvant par interféron alpha faibles doses

- Stade des métastases ganglionnaires régionales : traitement chirurgical + curage ganglionnaire à visée thérapeutique +/- traitement adjuvant par interféron alpha fortes doses
- Stade des métastases extrarégionales : chirurgie si une seule métastase ou chimiothérapie (efficacité très limitée) ou radiothérapie (surtout antalgique). SOINS PALLIATIFS
- Pour tous les stades : éducation à l'autodépistage d'une récidive ou d'un autre mélanome, information sur la nécessité de dépistage des parents du 1er degré par un dermatologue, protection solaire

- Surveillance :
  - Stade I AJCC : examen clinique complet tous les 6-12 mois **A VIE**
  - Stade IIA ou IIB AJCC : examen clinique complet tous les 3 mois pendant 5 ans puis tous les ans A VIE. En option échographie locorégionale de la zone de drainage tous les 3-6 mois pendant 5 ans
  - Stade IIC et III AJCC : examen clinique complet tous les 3 mois pendant 5 ans puis tous les ans A VIE. En option échographie locorégionale de la zone de drainage tous les 3-6 mois pendant 5 ans et imagerie complémentaire (TDM thoraco-abdominopelvienne et cérébrale, TEP-FDG) au cas par cas

ECTOPARASITOSES CUTANEES : GALE SARCOPTIQUE

79

- Acarien Sarcoptes scabei hominis
- Fréquente, contagieuse, très prurigineuse. **Y PENSER DEVANT TOUT PRURIT**
- Favorisée par la pauvreté, la promiscuité, le manque d'hygiène
- Transmission par :
  - Contact direct et rapproché : **contact sexuel (la gale est une IST)**, des mains
  - Contact indirect plus rare : vêtement, draps

DIAGNOSTIC

- Incubation = 3 semaines
- Forme typique :
  - Prurit :
    - Familial ou **collectif**
    - Topographie évocatrice : prédominance à la **face antérieure du corps + fesses**. Parfois diffuse mais **VISAGE ET CUIR CHEVELU EPARGNES**
    - Recrudescence **nocturne**
  - Lésions spécifiques de la gale (rares, mais leur présence affirme le diagnostic) :
    - **Sillons** (trajets des femelles) entre les doigts, sur les poignets
    - **Vésicules perlées** (abritant les nymphes) dans les espaces interdigitaux
    - **Nodules scabieux** (réaction immuno-allergique), très prurigineux, excoriés, dans la région génitale
  - Lésions non spécifiques (fréquentes) : lésions de grattage, d'impétiginisation, d'eczématisation. **Attention, l'impétigo étant rare chez l'adulte, il doit faire rechercher une gale**
- Formes cliniques :
  - Gale du nourrisson :
    - Atteinte possible du visage et du cuir chevelu
    - Vésiculo-pustules palmo-plantaires
    - Nodules scabieux axillaires et région des langes
  - Gale croûteuse généralisée = gale Norvégienne
    - Terrain : immunodéprimés, sujets âgés, diabétiques
    - **TRES CONTAGIEUSE**
    - Aspects particuliers : prurit modéré, atteinte fréquente du visage et du cuir chevelu, lésions croûteuses et kératosiques, épaississement unguéal, érythrodermie hyperkératosique
- Diagnostic positif :
  - Visualisation du parasite au dermatoscope
  - Mise en évidence du parasite dans le produit de grattage d'un sillon ou d'une vésicule perlée. En cas de suspicion clinique, même sans mise en évidence du parasite, un traitement d'épreuve s'impose.

TRAITEMENT

- Les scabicides :
  - Local : ASCABIOL®
  - Général : Ivermictine STROMECTOL® (contre indiqué chez le nourrisson)
- Modalités thérapeutiques :
  - **BILAN D'IST SI CONTEXTE EVOCATEUR**
  - **TRAITER TOUS LES MEMBRES DE LA FAMILLE OU DE LA COLLECTIVITE EN MEME TEMPS**
  - Désinfection du linge utilisé depuis 8 jours et pendant le traitement par lavage à 60°C et repassage au fer chaud ou mise 48h dans un sac avec de l'aérosol Pyréthrinoïde A-PAR®
- Schémas thérapeutiques :
  - Gale simple de l'adulte :
    - Traitement général par STROMECTOL® en 1 prise à jeun ou
    - Traitement local par ASCABIOL® : à J1 prendre un bain chaud, appliquer le produit sur peau humide en 2 couches, mettre des vêtements propres et le garder pendant 24h ; répéter la même opération à J2 ; à J3, prendre un bain et changer de vêtements
    - Indications à retraiter à J15 : signes cliniques spécifiques à J15 ; examen parasitologique positif à J15 ; gale profuse initialement ; gale norvégienne
  - Gale du nourrisson :
    - Hospitalisation avant 1 an
    - Bandage des mains
    - ASCABIOL® à ½ dose, une seule application pendant maximum 6-12 h
  - Gale norvégienne :
    - Hospitalisation avec **ISOLEMENT**
    - Décapage de la kératose avec Vaseline salicylée
    - Traitement scabicide renforcé : STROMECTOL® 1 prise à J1 et J15 + protocole ASCABIOL®
  - Gale impétiginisée : traitement de l'impétiginisation puis traitement antiscabieux
  - Gale eczématisée : traitement antiscabieux puis traitement de l'eczéma par corticothérapie locale
  - Gale en collectivité : préférer le STROMECTOL®

EVOLUTION

- Le prurit disparait en 1 semaine maximum
- **Si le prurit persiste > 1 semaine, évoquer :**
  - **Traitement mal fait**
  - **Réinfestation**
  - **Irritation ou eczéma au traitement local**
  - **Parasitophobie**
- Les nodules scabieux persistent quelques semaines

ECTOPARASITOSES CUTANEES : PEDICULOSES HUMAINES

79

- Poux = arthropodes
- 3 variétés : Pou de tête = Pediculus humanus capitis ; pou de corps = Pediculus humanus corporis ; morpion = Phtirius pubis

DIAGNOSTIC

- **Signe principal = PRURIT**
- Pédiculose du cuir chevelu :
  - Epidémiologie : fréquente chez l'enfant (épidémies scolaires), transmission surtout indirecte par bonnets, écharpes, peignes
  - Symptômes :
    - Prurit du cuir chevelu, nuque et région rétro-auriculaire
    - Lésions de grattage +/- surinfectées
    - Adénopathies cervicales postérieures possibles
    - Tout impétigo du cuir chevelu soit faire rechercher une pédiculose
  - Découverte au niveau de la nuque et des tempes : d'œufs = lentes (ne coulissent pas le long du cheveu contrairement aux pellicules), et de poux adultes plus rarement
- Pédiculose inguinale = phtiriase :
  - Transmission directe par contact sexuel (IST)
  - Symptômes : prurit pubien, lésions de grattage +/- surinfectées, +/- adénopathies inguinales
  - Découverte de lentes et de poux adultes dans les poils pubiens voire dans la pilosité axillaire, les cils, les sourcils
- Pédiculose corporelle
  - Beaucoup plus rare, touche les sujets à hygiène déficiente (SDF)
  - Symptômes :
    - Prurit du haut du dos, des emmanchures, de la ceinture
    - Lésions de grattage avec impétiginisation quasi-constante
    - +/- lésions hyperpigmentées : mélanose du vagabond
  - Découverte de poux dans les vêtements, de lentes dans les poils pubiens et les cheveux

TRAITEMENT : INDIVIDUEL ET COLLECTIF

- Produits pédiculicides et lenticides : Pyréthrines de synthèse et Malathion
- Pédiculose du cuir chevelu :
  - Malathion en 1ère intention, en lotion. Après le temps de contact, éliminer le produit par shampoing doux puis peigner raie par raie. Recommencer à J7
  - Décontamination des vêtements, literie, jouets, peluches, brosses par pédiculicide en poudre type A-PAR®
  - Conduite à tenir pour l'entourage :
    - Famille : examen tous les jours et traitement si cas
    - Ecole : **pas d'éviction scolaire sauf si surinfection,** examen des enfants et lettre d'information aux parents

- Si persistance : traitement mal réalisé, résistance, réinfestation

- Pédiculose inguinale :
  - Une application de Pyréthrine type PYREFLOR® lotion suivie d'un savonnage. Recommencer à J7
  - Raser les poils pubiens
  - Traitement des vêtements par A-PAR®
  - **Traitement des partenaires et bilan d'IST**
- Pédiculose corporelle :
  - Pyréthrine PYREFLOR® lotion sur tout le corps, douche
  - Décontaminer les vêtements et la literie avec A-PAR®
  - Traiter une gale associée

INFECTIONS CUTANEES BACTERIENNES - IMPETIGO 87

- Infection bulleuse épidémique à Staphylococcus aureus ou streptocoque du groupe A
- Contamination à partir d'un foyer cutané ou muqueux. Très contagieux et auto-inoculable
- Terrain :
  - Enfants surtout, petites épidémies dans les collectivités d'enfants ou familiales en saison chaude et humide
  - Chez l'adulte, il est rarement primitif. Rechercher une dermatose secondairement impétiginisée, notamment une GALE

DIAGNOSTIC POSITIF CLINIQUE

- Forme typique de l'enfant
  - Clinique :
    - Localisation : face autour des orifices, membres, s'étendant au reste du corps par auto-inoculation
    - Symptômes : prurit modéré (dissémination par grattage), adénopathies périphériques, pas de fièvre ni de signes généraux
    - Lésion élémentaire : bulle ou vésicule puis pustule qui en se rompant laisse une érosion avec une croûte jaunâtre « mellicérique »
    - Evolution sous traitement : guérison en quelques jours sans cicatrice
  - Prélèvements bactériologiques : staphylocoque, streptocoque ou association des 2
- Impétigo bulleux du nourrisson à staphylocoque doré très contagieux
- Ecthyma : variété d'impétigo nécrotique et creusant chez les sujets diabétiques, alcooliques, malnutris

DIAGNOSTICS DIFFERENTIELS

- Herpès
- Impétiginisation d'une dermatose : GALE, pédiculose, eczéma, varicelle

COMPLICATIONS

- Infectieuses (rechercher un facteur favorisant : immunodépression, diabète) :
  - Auto-inoculation à tout le tégument avec signes généraux
  - Complications locales : abcès, pyodermite, érysipèle, lymphangite, cellulite
  - Septicémies rares
- Glomérulonéphrite aiguë post-streptococcique. Recherche systématiquement une protéinurie 15 jours après un impétigo
- Pas de rhumatisme articulaire aigu après un impétigo
- Syndrome toxinique
  - Scarlatine
  - Epidermolyse bulleuse staphylococcique chez le nourrisson
- Récidives (rechercher des enfants non traités dans l'entourage)

TRAITEMENT

- Mesures générales :
  - Hygiène cutanée, toilette quotidienne à l'eau et au savon, vêtements propres
  - Antiseptiques locaux
- Antibiothérapie :
  - Locale par Acide Fusidique FUCIDINE® dans les formes modérées
  - Générale PO pendant 8 jours dans les autres cas :
    - Impétigo streptococcique : Amoxicilline (Pristinamycine si allergie)
    - Impétigo staphylococcique ou mixte : Péni M (Pristinamycine si allergie)
- **Rechercher une dermatose sous-jacente**
- **EVICTION SCOLAIRE** jusqu'à guérison si antibiothérapie locale, pendant 48h si générale
- Examen de l'entourage et traiter les sujets atteints
- Mesures d'hygiène dans la collectivité : lavage des mains, ongles ras

INFECTIONS CUTANEES BACTERIENNES - ERYSIPELE 87

- **Dermohypodermite aiguë bactérienne, non nécrosante** due le plus souvent au **streptocoque bêta-hémolytique du groupe A**
- Porte d'entrée en général locorégionale :
  - Membres inférieurs : intertrigo fissuraire, ulcère de jambe, plaie, piqûre
  - Visage : lésion cutanée ou orificielle

DIAGNOSTIC POSITIF CLINIQUE

- L'érysipèle de jambe = le plus fréquent
  - Forme typique = grosse jambe rouge aiguë fébrile de la femme âgée
  - Facteurs favorisants
    - Locaux : insuffisance veineuse et lymphatique
    - Généraux : obésité. Diabète et éthylisme chronique pas des facteurs de risque
  - Symptômes :
    - Début brutal
    - Syndrome infectieux
    - Placard inflammatoire douloureux aux limites imprécises sans bourrelet périphérique, d'extension centrifuge, **SANS NECROSE**
    - +/- trainées de lymphangite, adénopathies inguinales
    - **PORTE D'ENTREE**
  - Formes subaigües fréquentes
- Erysipèle de la face : mêmes symptômes que sur la jambe mais placard à limites nettes avec bourrelet périphérique
- Autres localisations possibles : membres supérieurs, abdomen, seins, région péri-ombilicale chez le nouveau né, organes génitaux

BILAN INITIAL D'UN ERYSIPELE

- Bilan bactériologique :
  - Aucun dans les formes typiques
  - Formes atypiques ou comorbidités : hémocultures et prélèvements d'une bulle, d'une porte d'entrée
- Echodoppler des membres inférieurs si doute avec une phlébite
- Bilan standard et préthérapeutique : NFS plaquettes, CRP, fonction rénale, ionogramme sanguin, glycémie à jeun, **CPK**, recherche d'une protéinurie à la bandelette

EVOLUTION ET COMPLICATIONS

- Evolution sous antibiothérapie précoce : apyrexie en 48-72h, disparition des signes locaux en 8 jours avec une fine desquamation

- Complications infectieuses :
  - **Dermohypodermite bactérienne nécrosante = fasciite nécrosante streptococcique**
  - Abcédation
  - Localisations septiques secondaires par dissémination hématogène
- Constitutions ou aggravation d'un lymphœdème
- Glomérulonéphrite aiguë post-streptococcique (recherche une protéinurie à la bandelette 15 jours après)
- Décompensations de tares, complications de décubitus
- Thrombose veineuse profonde
- Récidive :
  - Due à l'insuffisance veineuse et lymphatique
  - Rechercher une porte d'entrée persistance (intertrigo)
  - Traitement étiologique : insuffisance veineuse et porte d'entrée

DERMOHYPODERMITE BACTERIENNE NECROSANTE = URGENCE MEDICO-CHIRURGICALE

- **ATTENTION : LES AINS FAVORISENT L'EVOLUTION VERS LA DERMOHYPODERMITE NECROSANTE**
- Peut compliquer un érysipèle (prise d'AINS, retard thérapeutique) ou survenir d'emblée.
- Peut être à d'autres germes que le streptocoque du groupe A :
  - Anaérobies, bacille GRAM négatif si contamination tellurique ou postopératoire
  - Staphylocoque aureus si toxicomanie ou porte d'entrée à type de furoncle
  - Pasteurellose, plurimicrobienne si morsure
- Diagnostic clinique :
  - Signes locaux : douleur violente, décollements bulleux, signes de nécrose (coloration bleuâtre, hypoesthésie, lésions nécrotiques ou cartonnées)
  - Signes de sepsis sévère voire de choc septique
- Imagerie inutile
- Biologie en urgence : ionogramme, urée, créatinine, gaz du sang lactates, hémocultures
- Pronostic très grave, urgence médicochirurgicale :
  - Hospitalisation en urgence en réanimation
  - Correction des défaillances viscérales
  - Traitement chirurgical en urgence : incision, mise à plat des tissus nécrosés
  - Antibiothérapie probabiliste en urgence après les prélèvements :
    - Aux membres avec suspicion de streptocoque du groupe A : Tazobactam-piperacilline + Clindamycine
    - Dermohypodermites nécrosantes périnéale et cervicale (suspicion de germes anaérobies : Tazobactam-piperacilline + métronidazole +/- aminosides
    - Péni M ou Céphalosporine de 1ère génération (ou Glycopeptide si allergie aux bêta lactamines ou si suspicion de SARM)

TRAITEMENT

- En milieu hospitalier :
  - Indications de l'hospitalisation : doute diagnostique, signes locaux ou généraux importants, comorbidités, contexte social
  - Antibiothérapie dès les prélèvements effectués sans en attendre les résultats, active sur le streptocoque du groupe A, en monothérapie, bactéricide:
    - Pénicilline G ou Amoxicilline IV puis relais par Amoxicilline PO pour 15 jours au total
    - Si allergie aux bêta-lactamines : Pristinamycine PO
  - Mesures associées :
    - **TRAITEMENT DE LA PORTE D'ENTREE**
    - **VACCINATION ANTITETANIQUE**
    - Repos au lit avec prévention des complications de décubitus, contention élastique, jambe surélevée, arceau de protection, kinésithérapie
    - Puis lever précoce dès disparition des signes locaux
    - Anticoagulation préventive
    - Antalgiques. **ATTENTION AINS CONTRE-INDIQUES**
    - Antisepsie locale
  - Surveillance
- A domicile :
  - Indications du maintien à domicile : diagnostic certain, pas de signes locaux ou généraux importants, bon terrain, contexte social satisfaisant
  - Antibiothérapie :
    - Amoxicilline PO pendant 15 jours
    - Si allergie : Pristinamycine
  - Mesures associées
  - Surveillance. Si persistance de la fièvre à 72h, hospitaliser

INFECTIONS CUTANEES - FURONCLES

87

- Folliculite suppurée profonde et nécrotique liée à Staphylococcus aureus
- Portage narinaire
- Contamination par contact direct et auto-inoculation
- Terrain : adolescents et adultes jeunes
- Facteurs favorisants :
  - Locaux : manque d'hygiène, frottements, macération
  - Généraux : diabète, corticothérapie, immunodépression, PAS le VIH

DIAGNOSTIC POSITIF PUREMENT CLINIQUE

- Furoncle :
  - Localisation : barbe, nuque, épaules, dos, périnée, soit toutes les régions sauf les paumes et les plantes
  - Pas de fièvre
  - Aspect : papule centrée par un poil, puis nodules inflammatoire douloureux, induré, élimination de tissu nécrosé jaunâtre puis cratère puis cicatrice
- Anthrax :
  - Localisation : agglomération de furoncles dans la nuque ou la partie supérieure du dos
  - Aspect : placard violacé, induré, douloureux, parsemé de pustules centrées par des poils, évolution vers une perte de substance importante et une cicatrice inesthétique
  - Fièvre possible
- Furonculose = récidive chronique de furoncles
  - Rechercher des facteurs favorisants
  - Faire un prélèvement bactériologique des gîtes : recherche de portage de S.aureus chez le patient et l'entourage

DIAGNOSTICS DIFFERENTIELS

- Du furoncle : la folliculite = papulopustules non infiltrées centrées par un poil sans évolution nécrosante
  - Origine staphylococcique
  - Traitement antiseptique simple
- De l'anthrax : le sycosis = folliculites superficielles en nappe de la barbe, favorisée par le rasage d'évolution subaigüe
  - Origine staphylococcique ou plus rarement trychophytique
  - Traitement : antibiothérapie générale
- De la furonculose : hydrosadénite suppurative chronique, acné nodulaire du dos

COMPLICATIONS

- Staphylococcie maligne de la face = thrombophlébite suppurée à S.aureus de la veine faciale
  - Pronostic gravissime
  - Clinique :
    - Début brutal suite à la manipulation d'un furoncle du visage, AEG, signes de sepsis
    - Placard inflammatoire lie de vin, très douloureux, +/- pustules, pas de bourrelet, extension rapide
    - Turgescence des veines faciales +/- palpation d'un cordon induré
  - Hémocultures positives
  - Complication principale = thrombophlébite suppurée du sinus caverneux
  - Traitement en urgence par antibiothérapie antistaphylococcique IV
- Apparition de nouveaux furoncles par auto-inoculation
- Abcès, lymphangite
- Septicémie
- Localisations septiques hématogènes

TRAITEMENT

- Furoncle :
  - Soins locaux : toilette quotidienne à l'eau + savon, antiseptique, pansement
  - PAS d'antibiotique local
  - INTERDIRE LA MANIPULATION DES LESIONS
  - Mesures d'hygiène (dont l'entourage) : lavage des mains, ongles ras, vêtements larges et propres
  - **Arrêt de travail pour les professions à risque de contamination**
  - Pas d'antibiothérapie générale sauf localisations médio-faciales et terrain débilité
- Anthrax :
  - Antibiothérapie antistaphylococcique indispensable
  - Drainage chirurgical
- Furonculose :
  - Traitement des gîtes : application locale d'Acide Fusidique FUCIDINE® 5-7 jours par mois
  - Traitement des furoncles

INFECTIONS CUTANEOMUQUEUSES MYCOSIQUES A CANDIDA ALBICANS

87

- Affection fréquente, cosmopolite, bénigne en général
- Candida albicans = commensal du tube digestif et des muqueuses, mais **ABSENT DE LA PEAU NORMALE**
- Contamination endogène surtout : multiplication à partir du tube digestif ou des muqueuses
- Facteurs favorisants :
  - Locaux :
    - Humidité, macération
    - pH acide
    - Iatrogénie : dermocorticoïdes
    - Irritation chronique (prothèse dentaire)
    - Xérostomie
  - Généraux :
    - Immunodépression (SIDA)
    - Diabète
    - Grossesse
    - Médicaments : antibiothérapie, œstroprogestatifs, corticothérapie générale, immunosuppresseurs
- La découverte d'une infection à Candida albicans dans un site doit faire rechercher d'autres localisations à distance

CANDIDOSES MUQUEUSES

- Du tractus digestif (favorisée par l'antibiothérapie) :
  - Stomatite candidosique = muguet (langue + face intérieure des joues) chez le nourrisson, le porteurs de prothèse dentaire, les immunodéprimés
  - Œsophagite candidosique :
    - Terrain : immunodéprimés (SIDA).
    - Symptômes : dysphagie, brûlures rétrosternales, pyrosis. Association fréquente à une stomatite
    - Dépôts blanchâtres à la fibroscopie œso-gastro-duodénale
  - Candidose gastro-intestinale (accompagne souvent une candidose bucco-œsophagienne) : diarrhée
  - Anite : prurit et brûlures anaux, anite rouge et fissuraire voire intertrigo inter-fessier
- Candidoses génitales :
  - Vulvo-vaginite, très fréquente :
    - Transmission sexuelle inconstante, digestive (anite)
    - Signes fonctionnels : prurit, brûlures, dyspareunie
    - Signes physiques : leucorrhée abondante, blanchâtre, crémeuse, caillebottée; muqueuse vulvo-vaginale érythémato-œdémateuse érosive avec enduit blanchâtre
    - Extension possible : périnée, plis interfessiers et inguinaux
  - Balanite :
    - Transmission presque toujours sexuelle (IST)

- Signes fonctionnels : prurit, brûlures mictionnelles
- Signes physiques : érythème érosif du gland + sillon balano-préputial + dépôts blanchâtres

CANDIDOSES CUTANEES

- Intertrigos des grands plis, très fréquents :
  - Localisation : pli inguinaux, interfessiers, sous-mammaires
  - Lésion inflammatoire débutant au fond du pli, prurigineuse, rouge suintante, fond fissuraire, +/- enduit blanchâtre, bords émiettés
- Intertrigos des commissures labiales : perlèche candidosique souvent associée au muguet
- Intertrigos des petits plis, plus rare : espaces interdigitaux plantaires (4ème espace) et palmaires (3ème espace)
- Candidose génito-fessière infantile, des langes

ATTEINTES PERI-UNGUEALES ET UNGUEALES (PERIONYXIS ET ONYXIS)

- Terrain : humidité, sucre, microtraumatismes
- Localisation : mains surtout, rarement les pieds
- Débute par un périonyxis puis onyxis secondairement avec coloration brun verdâtre du bord **PROXIMAL** de l'ongle
- Diagnostic différentiel :
  - Au stade de périonyxis : S.aureus, Pyocyanique
  - Au stade d'onyxis : dermatophytie, psoriasis

AUTRES TYPES DE CANDIDOSES

- Candidose congénitale et néonatale rares
  - Congénitale : contamination transmembranaire. Rash maculo-papuleux généralisé se couvrant de vésiculo-pustules
  - Néonatale : contamination lors de l'accouchement. Muguet, anite, dermite fessière
- Candidoses cutanéomuqueuses chroniques : immunodépression congénitale le plus souvent
- Emboles septiques des septicémies à Candida
  - Terrain : immunodéprimés, héroïnomanes
  - Localisations cutanées
  - Localisations viscérales (endocardite, choriorétinite) faisant la gravité

DIAGNOSTIC

- Suspecté par la clinique, il doit être systématiquement confirmé par les examens mycologiques
- Prélèvements des dépôts blanchâtres, de la périphérie des lésions, des pustules
- Examen direct à l'état frais et après coloration : mise en évidence de levures +/- bourgeonnantes, pseudofilaments
- Mise en culture sur **milieu de Sabouraud** : elle seule permet d'affirmer l'infection à Candida albicans = diagnostic d'espèce + antifongigramme. Pousse en 24/48h.

TRAITEMENT

- Les antifongiques :
  - Locaux
  - PO mais non absorbés : indications = atteintes du tractus digestif sauf l'œsophagite
  - Antifongiques généraux
- Principes du traitement :
  - Dépister et traiter les facteurs favorisants
  - Traiter simultanément tous les foyers infectieux
  - Traitement local souvent suffisant dans les candidoses cutanéomuqueuses
  - Règles d'hygiène :
    - Arrêt du savon acide
    - Antiseptiques locaux
    - Séchage minutieux, port de chaussettes en coton, chaussures aérées
- Exemples de schémas de traitement chez le patient immunocompétent :
  - Stomatite candidosique avec perlèche :
    - Bains de bouche au bicarbonate de sodium
    - Bain de bouche à la FUNGIZONE® suspension + brosser la prothèse dentaire avec
  - Vulvo-vaginite si 1er épisode ou récidive à distance :
    - Toilette avec produit alcalin type HYDRALIN®
    - Antifongique : Econazole GYNOPEVARYL® LP 1 ovule vaginale/jour pendant 3 jours de suite + PEVARYL® crème 1 application vulvaire/jour pendant 3 semaines
  - Vulvo-vaginite si récidives fréquentes ou résistance au traitement : traitement par voie générale après recherche de facteurs favorisants et antifongigramme
    - Fluconazole BEAGYNE® dose unique PO pour décontamination digestive
  - Balanite :
    - Toilette à l'HYDRALIN®
    - Econazole PEVARYL® lait 2*/jour pendant 3 semaine
    - Traiter la partenaire si vulvo-vaginite
  - Intertrigos :
    - Econazole PEVARYL® crème 1*/jour pendant 3 semaines
  - Périonyxis et onyxis:
    - Bains de doigts antiseptiques
    - Solution filmogène antifongique type Cipropiroxolamine MYCOSTER® après lavage des mains pendant 3 mois
    - Arrêt des facteurs favorisants
    - Si échec : traitement antifongique PO par dérivés azolés pendant 4-6 mois

Notes personnelles

INFECTIONS CUTANEOMUQUEUSES MYCOSIQUES – DERMATOPHYTIES DE LA PEAU GLABRE ET DES PLIS 87

- Kératinophiles (peau = phanères), pas d'affinité pour les muqueuses et les viscères
- Toujours pathogènes
- Classification :
  - Mycologique :
    - Epidermophyton : peau
    - Microsporum : peau + poils/cheveux
    - Trichophyton : peau + poils/cheveux+ ongles
  - Ecologique :
    - Anthropophiles : Trichophyton rubrum, Trichophyton interdigitale, Epidermophyton floccosum, Trichophyton schonleinii
    - Zoophiles : Trichophyton mentagrophytes, Microsporum canis, Trichophyton verrucosum
    - Géophiles : Microsporum gypseum
- Facteurs favorisants : macération, humidité, immunodépression
- Contamination :
  - Dermatophyte zoophile : animal contaminant (chat), pas de contamination interhumaine
  - Dermatophyte anthropophile : à partir de l'entourage
  - Dermatophytes telluriques : par le sol
  - Auto-inoculation
- **La découverte d'une dermatophytie doit faire rechercher d'autres localisations à distance**

DERMATOPHYTIES DE LA PEAU GLABRE : HERPES CIRCINE

- Contamination :
  - Dermatophytes zoophiles (M.canis) : rechercher exposition professionnelle ou domestique
  - Dermatophytes anthropophiles des pieds
- Forme typique : lésion unique ou multiple, prurigineuse, arrondie érythémato-squameuse à bordures nettes, d'évolution centrifuge avec guérison centrale (aspect annulaire ou polycyclique)
- Diagnostic différentiel :
  - Eczéma nummulaire
  - Psoriasis dans une forme annulaire
  - Pityriasis rosé de Gilbert

DERMATOPHYTIES DES GRANDS PLIS : ECZEMA MARGINE DE HEBRA

- Contamination interhumaine par champignons anthropophiles : T. rubrum, E. floccosum
- Lésion de la face interne des cuisses prurigineuse, centre rosée finement squameux, bordure nette. Les autres grands plis peuvent être atteints.
- Evolution centrifuge et asymétrique par rapport au fond du pli avec guérison centrale ; extension au périnée, cuisses, abdomen
- Diagnostic différentiel : autres intertrigos :
  - Candidose

- Erythrasma
- Psoriasis inversé
- Dermatite de contact par irritation
- Eczéma de contact

DERMATOPHYTIES DES PETITS PLIS (ESPACES INTERDIGITAUX PLANTAIRES)

- Même mode de contamination qu'aux grands plis
- Forme limitée = « pied d'athlète » du 4ème espace : fissure rouge vif au centre bordée d'une macération blanchâtre
- Forme profuse
- Atteinte unguéale associée fréquente
- Diagnostic différentiel : autres intertrigos
- Complications : surinfection bactérienne à pyocyanique ; porte d'entrée à un érysipèle, une lymphangite

ATTEINTE DES POILS

- Folliculite inflammatoire des jambes après rasage chez la femme
- Sycosis chez l'homme à T. mentagrophytes

ATTEINTE DU CUIR CHEVELU : TEIGNES

- Teignes tondantes (les plus fréquentes en France)
    - Plaques arrondies, érythémato-squameuses, pseudo-alopéciques
    - Teignes trichophytiques, d'origine anthropophile, très contagieuses : T. africans :
        - Plaques multiples
        - Cheveux cassés ras
        - Wood négatif
    - Teignes microsporiques, d'origine zoophile, non contagieuses : M. canis
        - Plaque unique
        - Cheveux cassés courts
        - Wood positif
- Teigne suppurée = kérion : T. mentagrophytes, T. verrucosum
    - Placard inflammatoire, bord net, cheveux expulsés
- Teigne favique : T. schonleinii (Afrique du Nord)
    - Godet favique et alopécie étendue

ATTEINTE DES ONGLES = ONYXIS

- **T. rubrum**
- Localisation au pied (gros orteil)
- **PAS DE PERIONYXIS**
- Début au **bord libre** puis progression vers la matrice

DIAGNOSTIC

- Prélèvements mycologiques systématiques :
  - Cutanés : squames grattées à la curette en périphérie des lésions
  - Débris de cheveux et d'ongles
- Examen direct : mise en évidence de filaments (ne permet pas le diagnostic d'espèce)
- Mise en culture sur milieu de Sabouraud : identification d'espèce, **LONGUE en 3-4 SEMAINES**

TRAITEMENT

- Principes :
  - Rechercher la source de contamination et la traiter
  - Supprimer les facteurs favorisants
  - Traiter simultanément toutes les localisations
- Traitement local souvent suffisant pour les dermatophyties de la peau glabre :
  - Herpès circiné :
    - Traiter l'animal
    - Bifonazole AMYCOR® 1 application/jour pendant 4 semaines
  - Eczéma marginé de Hébra :
    - Traitement de l'entourage
    - Port de vêtements amples en coton
    - 1*/jour pendant 4 semaines : savonnage avec Chlorexidine PLUREXID®, bien rincer, bien sécher puis appliquer AMYCOR® crème ou lotion
  - Intertrigos des plis interdigitaux plantaires :
    - Chaussettes en coton, chaussures aérées, poudre antifongique dans les chaussures type AMYCOR®
    - 1*/jour pendant 4 semaines bains de pieds au PLUREXID®, séchage, AMYCOR® crème
  - Onyxis limité à la distalité (pas d'atteinte de la matrice) :
    - Soins de pédicure : couper et limer la partie atteinte
    - Solution filmogène type Ciclopiroxolamine MYCOSTER® 1*/jour
- Traitement général :
  - Molécules : Terbinafine LAMISIL® (contre-indiqué chez l'enfant) ; Griséofulvine GRISEFULINE®
  - Certaines dermatophyties de la peau glabre si résistance au traitement bien conduit pendant 4 semaines, lésions multiples ou étendues. Pendant 4 semaines
  - Atteinte pilaire :
    - Folliculite et sycosis
    - Teignes : 6 semaines. Y associer éviction scolaire si teigne anthropophile, rasage, antifongique local, désinfection des brosses et bonnets par antifongique en poudre
  - Onyxis si atteinte proximale :
    - Mains : 3-6 mois
    - Pieds : 6-12 mois

Notes personnelles

INFECTIONS A HERPES VIRUS DE L'ENFANT ET DE L'ADULTE – HERPES CUTANEOMUQUEUX

84

- HSV1 : moitié supérieur du corps ; HSV2 : moitié inférieure du corps
- Transmission strictement interhumaine, directe par contact rapproché :
    - HSV1: oro-facial, oro-génital, oro-digital,
    - HSV2: rapports sexuels, transmission génito-orale rare
- Primo-infection : le virus se multiplie au point d'infection puis diffuse par voie sanguine et axonale. Puis le virus de localise dans les ganglions rachidiens sensitifs satellites du territoire de primo-infection, où il est inaccessible aux antiviraux (ganglions de Gasser pour les infections orales, ganglions sacrés pour les infections génitales)
- Récurrences : les virus migrent par l'axone jusqu'au territoire cutané
- Excrétion asymptomatique possible
- La qualité de l'immunité détermine la sévérité de la primo-infection, le nombre et l'intensité des récurrences

DIAGNOSTIC POSITIF

- Primo-infection :
    - Herpès oro-facial : asymptomatique dans 90% des cas, sinon gingivo-stomatite herpétique aiguë
        - Début brutal avec fièvre, malaise
        - Douleurs, dysphagie
        - Vésicules en bouquet péribuccales sur fond érythémateux, puis érosions recouvertes d'un enduit blanchâtre
        - Adénopathies cervicales douloureuses
        - Guérison en 1-2 semaines
    - Herpès génital : asymptomatique dans 90% des cas, sinon vulvo-vaginite herpétique aiguë
        - Début brutal avec fièvre, malaise général
        - Douleurs génitales et paresthésies
        - Vulvo-vaginite œdémateuse et érosive (caractère éphémère des vésicules)
        - Adénopathies inguinales sensibles
        - Cicatrisation en 1-2 semaines
        - Complications neurologiques possibles : syndrome méningé, dysurie, méningo-radiculite avec troubles sensitifs en selle, syndrome de la queue de cheval, réversible en quelques semaines
        - **DEVANT TOUT HERPES GENITAL : BILAN D'IST**
    - Manifestations viscérales bénignes possibles : méningite lymphocytaire, pneumonie interstitielle radiologique, hépatite cytolytique
- Récurrences :
    - Pas systématique, toujours au même endroit chez un sujet
    - Herpès oro-facial :
        - Facteurs de récurrence : stress/asthénie ; exposition aux UV ; infections aiguës fébriles, menstruations, lésions tissulaires oro-faciales, immunodépression

        - Prodromes : brûlure, macule érythémateuse se couvrant de vésicules puis croûte et guérison en 1 semaine
        - Localisations : lèvres, cavité buccale, nez, joues, front, menton
    - Herpès génital :
        - Muqueuse génitale et fesses
        - Mêmes signes que les récurrences oro-faciales
- Formes graves : Pustulose varioliforme de Kaposi Juliusberg (cf. dermatite atopique) ; herpès chez l'immunodéprimé
- Formes topographiques :
    - Oculaire :
        - Primo-infection : kératoconjonctivite unilatérale avec aspect de kératite superficielle dendritique à la lampe à fente +/- quelques vésicules sur la paupière, d'évolution favorable sauf si prise de corticoïdes, formellement contre-indiqués
        - Herpès oculaire récidivant : les kératites superficielles dendritiques restent bénignes, les kératites profondes et les kérato-uvéites donnent un risque de cécité
    - Atteinte digitale : faux panaris herpétique chez le personnel soignant
    - Herpès = première cause des érythèmes polymorphes récidivants

EXAMENS COMPLEMENTAIRES

- Indications limitées : syndrome de Kaposi Juliusberg, immunodépression, grossesse, nouveau-né
- Techniques directes :
    - Cytodiagnostic de Tzanck (frottis cellulaire coloré par Giemsa ou Papanicolaou). Recherche l'effet cytopathogène dans les cellules infectées
    - Immunofluorescence directe (frottis cellulaire marqué par des anticorps anti HSV1 ou HSV2). Coloration des cellules infectées
    - Culture virale (inoculation sur cultures cellulaires) = technique de référence
    - PCR : utilité dans le LCR
- Sérologie : intérêt très limité

DIAGNOSTICS DIFFERENTIELS

- Gingivo-stomatite de primo-infection :
    - Infection à coxsackie : syndrome pied-main-bouche, herpangine
    - Stomatite à candida
    - Aphtose vulgaire
    - Erythème polymorphe et syndrome de Stevens Johnson
    - Pemphigus buccal
    - Hémopathie maligne
- Primo-infection génitale : pas de diagnostics différentiels
- Herpès cutané : zona

TRAITEMENT

- Les antiviraux : analogues nucléosidiques :
    - Aciclovir ZOVIRAX®

- Valaciclovir ZELITREX®
- Traitements antiviraux locaux pas recommandés sauf pommade ophtalmique pour la kératite herpétique

- Herpès oro-facial :
  - Primo-infection :
    - Aciclovir PO ou IV
    - Bain de bouche antiseptique, alimentation semi-liquide voire parentérale
    - Antalgiques
  - Récurrences :
    - Traitement curatif par antiviraux : pas d'intérêt
    - Traitement symptomatique
    - Traitement préventif : Aciclovir ou Valaciclovir PO 6-12 mois, purement suspensif. Indication : patients immunocompétents ayant >6 récurrences / an, ou retentissement socioprofessionnel
    - En cas d'herpès solaire : photoprotection
- Herpès génital :
  - Primo-infection :
    - Aciclovir ou Valaciclovir par voie générale
    - Bains de siège antiseptique
    - Abstinence sexuelle ou rapports protégés jusqu'à cicatrisation
    - Antalgiques
  - Récurrences :
    - Traitement curatif antiviral si poussées gênantes, mais intérêt limité
    - Mesures associées : idem primo-infection
    - Traitement préventif : idem herpès oro-facial
  - Erythème polymorphe post-herpétique : idem traitement préventif de l'herpès oro-facial

Notes personnelles

INFECTIONS A HERPES VIRUS - VARICELLE

84

- VZV strictement humain
- Petites épidémies en hiver + printemps. Touchent les enfants de 2-10 ans, bénignes
- Grave et mortelle chez l'adulte, l'immunodéprimé, le fœtus et le nouveau né

PHYSIOPATHOLOGIE

- Primo-infection = varicelle
  - Contagiosité : 2 jours avant l'éruption et tant qu'il y a des vésicules
  - Contamination directe : aérienne, parfois cutanée, transplacentaire
  - Diffusion sanguine = virémie avec atteinte des organes cibles
  - Diffusion nerveuse à partir de la peau le long des axones jusqu'aux ganglions sensitifs des nerfs rachidiens où le virus persiste
  - L'immunité met à l'abri d'une 2ème varicelle mais pas d'un zona
- Récurrence = zona : multiplication du virus dans le ganglion sensitif et migration axonale jusqu'au dermatome. Exceptionnelle contamination exogène par un sujet avec varicelle ou zona

DIAGNOSTIC CLINIQUE

- Forme typique :
  - Incubation = 14 jours
  - Phase d'invasion (24-36h) inapparente ou fébricule
  - Phase d'état avec éruption typique :
    - Signes généraux réduits
    - Eruption typique : macules érythémateuses rondes très prurigineuses se couvrant de vésicules, puis croûte prurigineuse, tombant en 8 jours sans cicatrice
    - 2-3 poussées en 5-10 jours : **COEXISTENCE D'ELEMENTS D'AGES DIFFERENTS**
    - Début : cuir chevelu, face, tronc puis généralisation avec atteinte palmo-plantaire et des organes génitaux externes
    - Enanthème discret possible
- Formes cliniques :
  - Chez l'enfant : formes frustres
  - Chez l'adulte : fièvre et AEG, éruption profuse, risque augmenté de pneumopathie
  - Chez l'immunodéprimé, 2 formes :
    - Varicelle grave hémorragique= varicelle maligne
    - Varicelle chronique du sujet atteint du SIDA

EXAMENS COMPLEMENTAIRES

- Indications limitées : immunodépression et grossesse
- Techniques directes : cf. herpès
- Sérologies : pas d'intérêt

DIAGNOSTIC DIFFERENTIEL

- Chez l'enfant : prurigo strophulus (mais pas de fièvre)
- Chez l'immunodéprimé : herpès généralisé, zona généralisé

COMPLICATIONS

- Surinfection cutanée fréquente :
    - Impétiginisation
    - Erysipèle, dermohypodermite aiguë nécrosante, favorisées par les **AINS qui sont contre-indiqués**
- Pneumonie varicelleuse :
    - Fièvre à 39-40, toux, dyspnée, syndrome interstitiel à la radiographie thoracique
    - Evolution favorable mais risque de surinfection bactérienne, d'insuffisance respiratoire aiguë
- Complications neurologiques :
    - Ataxie cérébelleuse aiguë chez l'enfant de 2-4 ans, de J2 à J9, régressant spontanément sans séquelles
    - Encéphalite, myélite, polyradiculonévrites
    - Syndrome de Reye = encéphalite grave + stéatose polyviscérale, favorisé par **l'Aspirine, qui est contre-indiqué**
- Exceptionnel purpura thrombopénique immunologique
- Cicatrices

TRAITEMENT

- Symptomatique dans la forme simple :
    - Eviction scolaire jusqu'à guérison clinique (chute des croûtes)
    - Prévention de la surinfection cutanée : ongles courts, soins antiseptiques, macrolides si impétiginisation
    - Lutte contre le grattage : antihistaminiques sédatifs
    - Si fièvre : **PAS D'ASPIRINE NI D'AINS**
- Varicelle grave de l'adulte ou de l'immunodéprimé :
    - Hospitalisation avec isolement
    - Diminuer les traitements immunosuppresseurs
    - Antiviral Aciclovir IV 10 jours
    - Traitement symptomatique
- Prévention :
    - Sujets à risque de complications graves : éviter le contact avec des sujets varicelleux ou avec un zona
    - Vaccin vivant atténué VARIVAX® ou VARILVIX® :
        - Après exposition chez adultes immunocompétents sans antécédents de varicelle
        - Professionnels de santé sans antécédents avec sérologie négative
        - Toute personne en contact étroit avec des immunodéprimés, sans antécédents et avec sérologie négative
        - Contre-indiqué chez la femme enceinte

INFECTIONS A HERPES VIRUS - ZONA

84

- Touche plutôt l'adulte
- Peut transmettre une varicelle à un sujet non immunisé
- Facteurs favorisants :
  - Age > 50 ans
  - Immunodépression
  - Pathologie neuro-rachidienne : tumeur, traumatisme
  - Traumatisme local

DIAGNOSTIC POSITIF

- Zona intercostal de l'adulte
  - Phase pré-éruptive :
    - Fièvre, céphalées
    - Douleurs (brûlures + hyperesthésie cutanée) dans le territoire intercostal
    - Adénopathies axillaires
  - Eruption typique :
    - Topographie radiculaire unilatérale en hémi-ceinture
    - Placards érythémateux puis vésicules en bouquet puis croûtes puis cicatrices achromiques hypoesthésiques
    - Coexistence d'éléments d'âges différents
  - Association d'une radiculite
- Zona du nerf Trijumeau ou zona du ganglion de Gasser : atteinte du nerf V1 la plus fréquentes= urgence
  - Phase pré-éruptive : douleurs frontales ou orbitaires, œdème palpébral, anesthésie cornéenne, adénopathies
  - Phase éruptive :
    - Atteinte de la branche frontale du V1 : paupière supérieure + front
    - Atteinte de la branche lacrymale du V1 : région temporale, 1/3 externe de la paupière supérieure, conjonctive bulbaire
    - Atteinte des branches nasales du V1 : muqueuse nasale, aile du nez, cornée
  - Complications :
    - Ophtalmologiques : conjonctivite, kératite superficielle ; kératite neuro-paralytique avec risque d'ulcération ou d'opacification de la cornée, iridocyclite, névrite optique, paralysie oculomotrice
    - Algies post-zostériennes fréquentes et graves
- Zona du nerf maxillaire supérieur V2 et inférieur V3 plus rares
- Zona du ganglion Géniculé = zona du nerf VII bis
  - Eruption vésiculeuse dans la zone de Ramsey Hunt
  - Atteinte par contigüité du nerf facial VII : paralysie faciale périphérique
  - Atteinte plus rare du nerf VIII : syndrome vestibulaire : vertige et hypoacousie
- Zona des nerfs glosso-pharyngien IX et pneumogastrique X : éruption bucco-pharyngo-laryngée

- Zona rachidien non intercostal:
  - Zonas cervicaux : signe de Claude Bernard Horner
  - Zonas des membres
  - Zonas sacrés
- Zona de l'immunodéprimé : éruption sévère, étendue voire généralisée difficile à différencier d'une varicelle, virémie avec atteinte viscérale. Tout zona sévère chez un sujet jeune doit faire rechercher une immunodépression

DIAGNOSTICS DIFFERENTIELS

- Avant l'apparition de vésicules :
  - Douleurs pré-éruptives : algies neurologiques ou rhumatologiques
  - Zona ophtalmique : causes d'œdèmes hémifaciaux
- Zona sacré : herpès génital

EVOLUTION ET COMPLICATIONS

- Le plus souvent bénigne sans séquelles
- Cicatrices achromiques hypoesthésiques
- Impétiginisation
- Complications neurologiques :
  - Algies post-zostériennes (surtout sujet âgé et zona ophtalmique). Association à des troubles sensitifs, possibilité de persistance des années, résistance aux antalgiques
  - Déficits moteurs dans zona des membres, troubles mictionnels dans zona sacré
  - Méningite lymphocytaire : céphalées
- Récidives

TRAITEMENT

- Zona radiculaire du sujet sain :
  - Antiseptiques locaux
  - Antalgiques
  - Antiviraux : Valaciclovir ZELITREX® pendant 7 jours. Une indication limitée = sujet > 50 ans immunocompétent si prescrit dans les 72 premières heures ; diminue la fréquence des algies post-zostériennes
- Formes graves :
  - Indications du traitement systémique :
    - Immunodépression
    - Zona ophtalmique
    - Zona du ganglion géniculé avec paralysie faciale périphérique
    - Zona avec complications neurologiques
  - Antiviral Aciclovir IV 7-10 jours
- Algies post-zostériennes (peu sensibles aux antalgiques). 3 médicaments actifs :
  - Gabapentine NEURONTIN®
  - Amitriptyline LAROXYL®
  - Carbamazépine TEGRETOL®

ULCERATION OU EROSION DES MUQUEUSES ORALE ET GENITALE 343

- Erosion = perte de substance de l'épithélium. Ne laisse pas de cicatrice
- Ulcération = perte de substance de l'épithélium et du chorion. Laisse une cicatrice
- **Penser au bilan d'IST**

DEMARCHE DIAGNOSTIQUE

- Interrogatoire :
  - Séjour à l'étranger dans les pays tropicaux, habitudes sexuelles
  - Facteur déclenchant : rapport sexuel, traumatisme, médicament PO ou topique
  - Signes fonctionnels (douleur, prurit) ou généraux, fièvre
  - Présence de vésicules ou bulles avant l'ulcération
  - Evolution aiguë, chronique, récidivante
- Examen physique :
  - Perte de substance : taille, nombre, forme, profondeur, induration, bord
  - Adénopathies satellites
  - Examen des muqueuses et du tégument
  - Examen gynécologique
  - Examen général complet
- Examens complémentaires :
  - Prélèvements bactériologiques, virologiques, mycologiques, cytodiagnostic, sérologies bactériennes
  - Biopsie
  - Hémogramme, recherche de syndrome inflammatoire
  - Bilan d'IST si signes évocateurs

ETIOLOGIES

- Infectieuses : IST le plus souvent :
  - Herpès primo-infection et récurrences
  - Syphilis primaire (chancre) et secondaire (syphilides érosives)
  - IST tropicales : chancre mou, lymphogranulomatose vénérienne = maladie de Nicolas-Favre, Donovanose
  - VIH : Primo-infection VIH, CMV, herpès chronique, mycobactérie atypique, iatrogénie au Foscarnet
  - Infections à Coxsackie : syndrome pied-main-bouche et herpangine
  - Candida
  - Gonocoque
  - Trichomonas
  - Angine de Vincent
  - Gale
  - Amibiase anale

- Aphtes :
  - Ulcérations douloureuses, arrondies à fond jaunâtre à bords nets entourées d'un liseré inflammatoire dans adénopathie satellite, mesurant quelques mm de diamètre, ne laissant pas de cicatrice
  - Aphtose commune
  - Maladie de Behçet
  - Leuconeutropénie
  - MICI et maladie cœliaque
- Traumatique (prothèse dentaire, rapport sexuel traumatique), caustique, brûlure
- Dermatoses bulleuses : pemphigus, érythème polymorphe, syndrome de Stevens Johnson, syndrome de Lyell
- Carcinome spinocellulaire : **TOUTE ULCERATION CHRONIQUE DOIT FAIRE EVOQUER CE DIAGNOSTIC ET FAIRE PRATIQUER UNE BIOPSIE**
- Hémopathies : neutropénie (leucémies aiguës et agranulocytoses), anémies hypochromes, maladie de Biermer, lymphomes
- Médicaments :
  - Cytotoxiques et immunosuppresseurs : Méthotrexate, 5FU, ENDOXAN®,
  - Foscarnet
- Causes rares : lupus et Wegener

INFECTIONS SEXUELLEMENT TRANSMISSIBLES – REGLES GENERALES

95

- **Informer et éduquer le patient, utilisation de préservatifs**
- **Identification, dépistage et traitement des partenaires sexuels**
- **Abstinence ou usage du préservatif jusqu'à guérison**
- **Dépister et traiter les autres IST :**
  - **Prélèvements locaux à la recherche de gonocoque, Chlamydia trachomatis, Trichomonas vaginalis**
  - **Sérologies VIH, VHC, VHB, syphilis**
  - **Recherche clinique de condylomes et d'herpès**
- **Déclaration obligatoire d'une infection à HIV, HAV, HBV**

Notes personnelles

INFECTIONS SEXUELLEMENT TRANSMISSIBLES - SYPHILIS

95

- Bactérie non cultivable de la famille des spirochètes Treponema pallidum
- Maladie non immunisante
- Transmission sexuelle cutanéomuqueuse, transplacentaire ou transfusionnelle
- Groupe à risque = homosexuels masculins

CLINIQUE

- Phase d'incubation = 3 semaines
- Syphilis primaire :
  - Chancre syphilitique (examen par le palper protégé) :
    - Exulcération superficielle rose, ronde, indolore, non inflammatoire, bien limitée à fond propre, sur une base indurée, régressant sans cicatrice
    - Localisation au point d'inoculation : région génitale (vulve, col utérin, vagin, sillon balano-préputial, gland, méat, verge) ou anorectale, bucco-pharyngée, cutanée
  - Adénopathie satellite constante, le plus souvent unique, indolore, dure, non inflammatoire, de grande taille, inguinale ou cervicale selon la localisation du chancre. Chancre + adénopathie = complexe primaire
  - Primo-infection syphilitique sans chancre
- Syphilis secondaire = phase de dissémination hématogène, pouvant être associée au chancre :
  - Phase précoce = 1ère floraison : lésions superficielles 3-6 semaines après le chancre.
    - Roséole syphilitique : éruption maculeuse rosée, non prurigineuse, touchant le tronc et les racines des membres mais pas le visage, régressant sans cicatrice en quelques semaines
    - Plaques muqueuses (très contagieuses)
    - Alopécie transitoire temporo-occipitale
  - Phase tardive = 2ème floraison : lésions infiltrées 3-6 mois après la lésion primaire = syphilides papuleuses (non prurigineuses, symétriques, palmo-plantaires, du visage et du tronc).
  - Manifestations générales associées inconstantes :
    - Signes généraux : syndrome pseudo-grippal, céphalées
    - Polyadénopathies indolores
    - Manifestations viscérales : splénomégalie, hépatomégalie, glomérulonéphrite, ostéite, arthrite
    - Neurosyphilis précoce
- Syphilis tertiaire, 2-30 ans après la phase primaire = maladie immunologique (gommes syphilitiques). Manifestations :
  - Cutanéomuqueuses : gommes, ulcérations chroniques
  - Cardiaques : aortite, insuffisance aortique, anévrysmes
  - Cérébrales : neurosyphilis tardive
  - Osseuses
  - Testiculaires
- Syphilis latente (stade clinique silencieux, purement sérologique)
  - Précoce (<2 ans selon l'OMS)

- Tardive (>2 ans selon l'OMS)

- Neurosyphilis (peut survenir à tous les stades de la maladie en dehors de la syphilis primaire) :
  - Neurosyphilis précoce (<1 an) :
    - Méningite lymphocytaire hyperprotéinorachique : VDRL positif dans le LCR confirme le diagnostic
    - Atteinte ophtalmologique = uvéite antérieure
  - Neurosyphilis tardive (>1 an) :
    - Vascularite syphilitique cérébrale : AVC, crises comitiales
    - Neurosyphilis parenchymateuse : gommes cérébrales, tabès, paralysie cérébrale, démence
    - **Signe d'Argyll Robertson** : abolition du réflexe photomoteur + conservation de l'accommodation convergence +/- myosis bilatéral +/- irrégularité pupillaire
- Syphilis et grossesse :
  - Transmission transplacentaire maximale en 2ème partie de grossesse
  - Risque chez l'enfant : syphilis congénitale (cutanéomuqueuse, osseuse, viscérale), avortement, mort fœtale in utero
  - Diagnostic : FTA-abs et IgM chez l'enfant
  - Prévention : TPHA- VDRL obligatoire au 3ème mois de grossesse
- Syphilis et VIH : risque de neurosyphilis augmenté

DIAGNOSTIC BIOLOGIQUE

- Diagnostic direct : prélèvement de la lésion suspecte, examen au microscope à fond noir. Pas de prélèvements buccaux (tréponèmes commensaux)
- Diagnostic indirect = sérologie dans le sang ou le LCR. Utile à partir de la phase secondaire
  - Apparaissent dans l'ordre : IgM, FTA-abs, TPHA, VDRL
  - VDRL = marqueur du suivi de l'efficacité thérapeutique par sa décroissance.
  - VDRL et TPHA positifs : syphilis ou tréponématose non vénérienne en zone d'endémie
  - VDRL positif et TPHA négatif : faux positif
  - VDRL négatif et TPHA positif : cicatrice sérologique d'une tréponématose ancienne vénérienne ou non ou syphilis en incubation ou syphilis guérie ou syphilis tertiaire. Doser les FTA-abs
  - VDRL et TPHA négatifs : absence de tréponématose ou syphilis en incubation ou syphilis primaire débutante
- Penser à dépister les partenaires

DIAGNOSTIC DIFFERENTIEL

- Ulcération génitale :
  - Chancre mou = chancre de Ducrey (Haemophilus ducreyi) :
    - Ulcération douloureuse, sale, profonde, associée à un bubon inguinal unilatéral inflammatoire avec fistulisation à la peau.
    - Diagnostic : prélèvement de l'ulcération ou du bubon. A l'examen direct : bacilles Gram négatif en chaines de bicyclette, culture, PCR
    - Traitement minute par Azithromycine PO ou Ceftriaxone IM
  - Chancre scabieux

- Herpès génital
- Donovanose (Klebsiella granulomatis) :
  - Ulcération génitale chronique indolore à fond propre avec bordure surélevée sans adénopathie satellite
  - Diagnostic : frottis d'une ulcération + coloration au Giemsa : corps de Donovan
  - Traitement : Doxycycline 14 jours
- Maladie de Nicolas Favre ou lymphogranulomatose vénérienne (Chlamydiae trachomatis sérotype L1, L2 ou L3)
  - 3 phases : lésion génitale ou anale, bubon inguinal uni ou bilatéral avec fistulisation à la peau, syndrome génito-ano-rectal par envahissement des tissus périnéaux
  - Diagnostic : prélèvement de l'ulcération ou du bubon avec culture et PCR, sérologie
  - Traitement : Doxycycline 21 jours
- Lésion caustique, mécanique
- Aphtose bipolaire (Behçet), maladie bulleuse
- Carcinome spinocellulaire
- Syndrome de Stevens Johnson ou de Lyell

• Roséole : cf. étiologies des éruptions roséoliformes
• Syphilides : rosacée, dermite séborrhéique, acné

TRAITEMENT

• **PREVENTION DES IST**
• **DEPISTAGE ET TRAITEMENT DES AUTRES IST**
• **TRAITEMENT SYSTEMATIQUE DES PARTENAIRES :** Extencilline 1 injection IM
• **EDUCATION ET RELATION SEXUELLES PROTEGEES JUSQU'A GUERISON**
• Antibiothérapie :
  - En 1ère intention : Péni G retard : Extencilline (Benzathine Benzylpénicilline) IM ou IV
  - Si contre-indiqué : Doxycycline
  - Si grossesse : traitement par Extencilline. Si allergie aux pénicillines, la Doxycycline est contre-indiquée, donc désensibilisation aux pénicillines
  - Modalités :
    - 1 injection d'Extencilline IM si syphilis primaire ou secondaire précoce
    - 3 injections d'Extencilline à 1 semaine d'intervalle si phase secondaire tardive
    - Extencilline IV pendant 14 jours si syphilis neurologique
• Prévention de la réaction d'Herxheimer = exacerbation de la symptomatologie à l'initiation du traitement, pouvant survenir en cas de syphilis secondaire ou tertiaire chez la femme enceinte et le patient VIH :
  - Informer le patient
  - Augmentation progressive des doses d'antibiotiques
  - Corticothérapie de courte durée

Notes personnelles

INFECTIONS URO-GENITALES A GONOCOQUE 95

- Gonocoque = Neisseria gonorrhoeae, transmission uniquement sexuelle

CLINIQUE

- Incubation contagieuse et durant 2-6 jours
- Gonococcie masculine :
  - Urétrite aiguë symptomatique : brûlures mictionnelles importantes = « chaude pisse » + écoulement purulent intense = blennorragie
  - Complications locorégionales = orchi-épididymite aiguë, prostatite aiguë, rétrécissement urétral
- Gonococcie féminine :
  - Cervicite le plus souvent asymptomatique ou leucorrhées, brûlures mictionnelles, associée à une urétrite
  - Complications locorégionales :
    - Inflammation ou abcès des glandes de Skene et/ou de Bartholin
    - Salpingite aiguë ou chronique et syndrome de Fitz-Hugh-Curtis = périhépatite
- Gonococcie du nouveau-né : conjonctivite purulente contractée lors du passage dans la filière génitale. Prévention systématique à la naissance par collyre
- Localisations oro-pharyngée (angine ou pharyngite) et anorectale (rectite), le plus souvent asymptomatiques
- Infection gonococcique disséminée rare, évoluant en 2 temps :
  - Bactériémie = polyarthrite subfébrile touchant les petites articulations + ténosynovite + lésions cutanées papulo-pustuleuses purpuriques au voisinage des articulations atteintes
  - Arthrite purulente, touchant les grosses articulations

DIAGNOSTIC BIOLOGIQUE

- **LA RECHERCHE D'AUTRES IST EST SYSTEMATIQUE**
- **PRELEVER AUSSI LES PARTENAIRES**
- **Prélèvements avant tout traitement :**
  - Multiples sites
  - Chez l'homme : écoulement urétral ou écouvillonnage endo-urétral +/- prélèvements rectal et/ou pharyngé
  - Chez la femme : endocol, urètre +/- rectal +/- pharyngé
  - Gonococcie disséminée : hémocultures, prélèvements cutanés et articulaires
- Examen direct et coloration de GRAM : diplocoques GRAM négatif en grain de café souvent intracellulaires + PNN altérés
- Culture difficile sur gélose chocolat + antibiogramme
- Associer les techniques d'identification de Chlamydia trachomatis

TRAITEMENT

- Antibiothérapie :
  - **Associée à un traitement actif sur Chlamydia trachomatis**
  - Gonococcies non compliquées : traitement minute par
    - En 1ère intention : Ceftriaxone ROCEPHINE® IM
    - En 2ème intention : Cefixime OROKEN® PO mais efficacité sur localisation pharyngée incertaine
    - En cas de contre-indication aux bêta-lactamines : Spectinomycine TROBICINE® IM mais inefficace sur les localisations pharyngée et anale
  - Gonococcies disséminées : Ceftriaxone IV pendant 7 jours
- Mesures associées :
  - Dépistage et traitement des autres IST
  - Dépistage et traitement des partenaires
  - Rapports sexuels protégés jusqu'à guérison
  - Revoir le patient à J3 si les symptômes persistent sinon à J7

INFECTIONS URO-GENITALES A CHLAMYDIA 95

- Chlamydia trachomatis = bactérie intracellulaire obligatoire à transmission sexuelle

CLINIQUE

- Durée d'incubation très variable
- Chez l'homme :
  - Urétrite subaiguë avec écoulement discret, prurit, brûlures urétrales ou asymptomatique
  - Complications : orchi-épididymite aiguë, prostatite chronique
- Chez la femme :
  - Cervicite asymptomatique +/- urétrite
  - Complications :
    - Salpingite aiguë subaiguë ou asymptomatique et risque de stérilité tubaire, grossesse extra-utérine, syndrome de Fitz-Hugh-Curtis
    - Pendant la grossesse, risque de mort fœtale in utero, prématurité, rupture prématurée des membranes, infection néonatale (conjonctivite mucopurulente précoce et pneumopathie interstitielle tardive)
- Conjonctivite uni ou bilatérale par auto-inoculation
- Syndrome de Fiessinger-Leroy-Reiter =arthrite réactionnelle + conjonctivite bilatérale + urétrite subaiguë

DIAGNOSTIC BIOLOGIQUE

- **LA RECHERCHE D'AUTRES IST EST SYSTEMATIQUE**
- **PRELEVER AUSSI LES PARTENAIRES**
- **Prélèvements avant tout traitement :**
  - Ecouvillonnage de l'urètre et de l'endocol pour la femme
  - 1er jet d'urine prélevé au moins 2h avant tout traitement
  - Anal et pharyngé
- Identification :
  - Examen direct + immunofluorescence directe ou ELISA
  - PCR = technique de référence
  - Culture sur milieu cellulaire = ancienne technique de référence
  - Sérologie : peu d'intérêt
- Rechercher aussi le gonocoque

TRAITEMENT

- **Associé à une antibiothérapie active sur le gonocoque**
- Antibiothérapie = antibiotique à bonne pénétration cellulaire :
  - Macrolide : Azithromycine PO en dose unique ou
  - Cycline : Doxycycline PO pendant 7 jours
- Mesures associées : cf. gonocoque

Notes personnelles

18 €

Abréviations

ABREVIATIONS	DETAILS
AAN	Anticorps anti-nucléaire
ADO	Antidiabétiques oraux
AEG	Altération de l'état général
AETQ	Apports énergétiques totaux quotidiens
AINS	Anti-inflammatoire non stéroïdien
ALD	Affection longue durée
AMM	Autorisation de mise sur le marché
ANCA	Anticorps anti-neutrophiles cytoplasmiques
ARA II	Agonistes des récepteurs de l'angiotensine II
ASLO	Antistreptolysines O
ASP	Abdomen sans préparation
AVC	Accident vasculaire cérébral
BAV	Bloc auriculo-ventriculaire
BU	Bandelette urinaire
CI	Contre-indication
CIVD	Coagulation intra-vasculaire disséminée
CMV	Cytomégalovirus
CO	Monoxyde de carbone
CREST	Calcifications sous cutanées, Raynaud, anomalies oEsophagiennes, Sclérodactylie, Télangiectasies
CRF	Corticotropin Releasing Factor
CRP	C Reactive Protein
D1	Diabète de type 1
D2	Diabète de type 2
DA	Dermatite atopique
DET	Dépense énergétique totale
DG	Diabète gestationnel
DMO	Densité minérale osseuse
EBV	Epstein-Barr virus
ECBU	Examen cytobactériologique des urines
ECG	Electrocardiogramme
EER	Epuration extra-rénale
EMG	Electromyogramme
EPO	Erythropoïétine
EPP	Electrophorèse des protéines
FAN	Facteur anti-nucléaire
FO	Fond d'œil
HAV	Virus de l'hépatite A

HBV	Virus de l'hépatite B
HBPM	Héparine de bas poids moléculaire
HCV	Virus de l'hépatite C
HIV	Virus de l'immunodéficience humaine
HSV	Herpès virus
HTA	Hypertension artérielle
IDM	Infarctus du myocarde
IEC	Inhibiteur de l'enzyme de conversion
Ig	Immunoglobuline
IMAO	Inhibiteur de la monoamine oxydase
IMC	Indice de masse corporelle
IRA	Insuffisance rénale aiguë
IRC	Insuffisance rénale chronique
IV	Intraveineux
IVSE	Intraveineux à la seringue électrique
LCR	Liquide céphalo-rachidien
MICI	Maladie inflammatoire chronique de l'intestin
NTIC	Néphropathie tubulo-interstitielle chronique
OAP	Œdème aigu du poumon
ORL	Oto-rhino-laryngologie
PCI	Produit de contraste iodé
PCR	Polymerase chain reaction
PNN	Polynucléaire neutrophile
PNNS	Programme national nutrition et santé
PO	Per os
RGO	Reflux gastro-œsophagien
SA	Semaines d'aménorrhée
SC	Sous cutané
SCA	Syndrome coronarien aigu
SNG	Sonde nasogastrique
SRAA	Système rénine angiotensine aldostérone
USI	Unité de soins intensifs
VHB	Virus de l'hépatite B
VHC	Virus de l'hépatite C
VIH	Virus de l'immunodéficience humaine
VS	Vitesse de sédimentation
VVC	Voie veineuse centrale
VVP	Voie veineuse périphérique
VZV	Virus du zona et de la varicelle